ILO 288 / ILO 292

Meßmodule für die
Messung otoakustischer
Emissionen TEOAE (optional DPOAE)

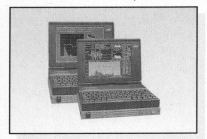

- portabel und netzunabhängig
- schnelle Messung
- spezielle Babysonden mit austauschbaren Spitzen verfügbar
- ILO 288: preisgünstiger Einstieg in die OAE-Messung
- ILO 292: Meßmodul für die TE- und DPOAE-Messung

ECHOMASTER

- TEOAE und DPOAE, beide Verfahren in einem Gerät
- Druckausgleich ermöglicht OAE-Messung trotz Tubenventilationsstörung
- moderne, leicht bedienbare Windows-Anwendung
- Anbindung an Datenbank MediNET

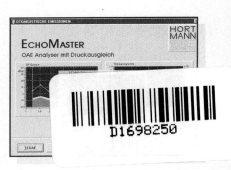

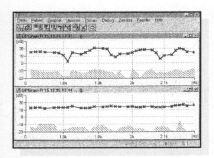

AmDiS-OAE

- Präzisionsmessung nach dem Tübinger sgDPOAE-Verfahren
- DPOAE und Suppression
- DP-Gramm ohne Feinstruktur-Artefakte
- moderne Windows-Anwendung für Klinik und Wissenschaft
- leistungsfähige DSP-Technologie

HORTMANN AG   Robert-Bosch-Str. 6   Tel.: 0 71 27/92 99-0
Neuro-Otometrie   72654 Neckartenzlingen   Fax: 0 71 27/92 99-99

Otoakustische Emissionen

Grundlagen und Anwendung

Sebastian Hoth
Thomas Lenarz

2., überarbeitete und erweiterte Auflage
75 Abbildungen

1997
Georg Thieme Verlag Stuttgart · New York

Priv.-Doz. Dr. rer. nat. Sebastian Hoth
Audiologisches Labor
Univ.-HNO-Klinik
Im Neuenheimer Feld 400
69120 Heidelberg

Prof. Dr. med. Thomas Lenarz
Direktor der HNO-Klinik der
Medizinischen Hochschule
Hannover
Carl-Neuberg-Str. 1
30625 Hannover

Die Deutsche Bibliothek – CIP-Einheitsaufnahme

Hoth, Sebastian:
Otoakustische Emissionen: Grundlagen und Anwendung / Sebastian Hoth; Thomas Lenarz. – 2., überarb. und erw. Aufl. – Stuttgart; New York: Thieme, 1997

Wichtiger Hinweis: Wie jede Wissenschaft ist die Medizin ständigen Entwicklungen unterworfen. Forschung und klinische Erfahrung erweitern unsere Erkenntnisse, insbesondere was Behandlung und medikamentöse Therapie anbelangt. Soweit in diesem Werk eine Dosierung oder eine Applikation erwähnt wird, darf der Leser zwar darauf vertrauen, daß Autoren, Herausgeber und Verlag große Sorgfalt darauf verwandt haben, daß diese Angabe **dem Wissensstand bei Fertigstellung des Werkes** entspricht.

Für Angaben über Dosierungsanweisungen und Applikationsformen kann vom Verlag jedoch keine Gewähr übernommen werden. **Jeder Benutzer ist angehalten,** durch sorgfältige Prüfung der Beipackzettel der verwendeten Präparate und gegebenenfalls nach Konsultation eines Spezialisten festzustellen, ob die dort gegebene Empfehlung für Dosierungen oder die Beachtung von Kontraindikationen gegenüber der Angabe in diesem Buch abweicht. Eine solche Prüfung ist besonders wichtig bei selten verwendeten Präparaten oder solchen, die neu auf den Markt gebracht worden sind. **Jede Dosierung oder Applikation erfolgt auf eigene Gefahr des Benutzers.** Autoren und Verlag appellieren an jeden Benutzer, ihm etwa auffallende Ungenauigkeiten dem Verlag mitzuteilen.

Geschützte Warennamen (Warenzeichen) werden **nicht** besonders kenntlich gemacht. Aus dem Fehlen eines solchen Hinweises kann also nicht geschlossen werden, daß es sich um einen freien Warennamen handele.

Das Werk, einschließlich aller seiner Teile, ist urheberrechtlich geschützt. Jede Verwertung außerhalb der engen Grenzen des Urheberrechtsgesetzes ist ohne Zustimmung des Verlages unzulässig und strafbar. Das gilt insbesondere für Vervielfältigungen, Übersetzungen, Mikroverfilmungen und die Einspeicherung und Verarbeitung in elektronischen Systemen.

© 1997 Georg Thieme Verlag,
Rüdigerstraße 14, D-70469 Stuttgart
Printed in Germany
Druck: Druckhaus Götz GmbH, Ludwigsburg

ISBN 3-13-127602-9   1 2 3 4 5 6

Vorwort

Die Entwicklung der otoakustischen Emissionen von ihrer Entdeckkung über ihre wissenschaftliche Erforschung als ein sinnesphysiologisch äußerst interessantes Phänomen bis hin zu ihrem breiten praktischen Einsatz als diagnostisch brauchbares Instrument verlief außerordentlich schnell. Hieran zeigt sich, daß an zuverlässigen Verfahren zur objektiven Untersuchung des Gehörs ein großer Bedarf besteht. Besonders die medizinische Notwendigkeit, angeborene Hörstörungen frühzeitig zu erkennen, trug zur raschen Verbreitung des neuen Untersuchungsverfahrens bei. Darüber hinaus werden die cochleären Emissionen zu differentialdiagnostischen Zwekken genutzt, und sie finden zunehmend Eingang in die Begutachtung von Hörstörungen. Es ist heute noch nicht abzusehen, ob die Möglichkeiten der Methode hiermit bereits erschöpft sind oder ob sich in der Zukunft weitere Anwendungen eröffnen.

Das vorliegende Buch will dem praktischen Anwender in Klinik und Praxis in erster Linie die derzeit als gesichert angesehenen Einsatzbereiche aufzeigen. Es erhebt keinen Anspruch auf Vollständigkeit bei der Beschreibung der vielen noch in der Diskussion befindlichen Modellvorstellungen zur Entstehung der cochleären Emissionen. Insbesondere kann die Frage, ob die Cochlea aktiv ist oder nur passive Nichtlinearitäten aufweist, noch nicht abschließend beantwortet werden. Sie ist aber für die diagnostische Anwendung des Verfahrens letztendlich nicht entscheidend.

Die vorliegende zweite Auflage wurde gegenüber der ersten Auflage um zahlreiche klinische Beispiele erweitert, die praktischen Einsatzgebiete werden umfassender dargestellt und bewertet. Wegen der noch immer anhaltenden rasanten Entwicklung und der in jüngster Zeit explosionsartig zunehmenden Gerätevielfalt konnten nicht alle Teilaspekte erschöpfend behandelt werden. Für die Eingliederung in ein praktisch orientiertes Anwenderhandbuch muß zunächst die wissenschaftliche Diskussion abgewartet werden.

Das Ziel des Buches besteht darin, Hals-, Nasen- und Ohrenärzten, Pädaudiologen, Medizinphysikern, audiologisch tätigen Ingenieuren und Audiologie-Assistentinnen das Rüstzeug für eine kompetente Nutzung der otoakustischen Emissionen in die Hand zu geben und andere Zielgruppen, wie Hörgeräte-Akustiker, Logopäden und Sonderpädagogen über die Möglichkeiten und Grenzen der Methode zu informieren.

Wir wünschen diesem Buch eine positive Aufnahme und hoffen, daß es zu einer auf Sachkenntnis begründeten Anwendung der otoakustischen Emissionen beiträgt. Schließlich möchten wir an dieser Stelle dem Thieme-Verlag, insbesondere Herrn Dr. Christian Urbanowicz, für die angenehme Zusammenarbeit unseren Dank aussprechen.

Heidelberg und Hannover, *Sebastian Hoth*
im Juli 1997 *Thomas Lenarz*

Inhaltsverzeichnis

1. Einleitung 1

2. **Physiologische Grundlagen otoakustischer Emissionen** 5
   Anatomie des peripheren Hörsystems 5
   Physiologische Grundlagen des peripheren Hörvorgangs 8
   Entstehung der otoakustischen Emissionen 13

3. **Aufbau, Funktion und Bedienung der Meßapparatur** 23
   Die Komponenten der Apparatur im Überblick 25
   Reiz und Gehörgangssonde 27
   Signalverarbeitung 33
   Messung der TEOAE 39
      Reizgebung und Gehörgangssonde 39
      Signalverarbeitung 42
      Nichtlineare Reizsequenz 45
      Reproduzierbarkeit 48
      Dokumentation 50
   Messung der DPOAE 52

4. **Auswertung der Meßergebnisse** 67
   Auswertung der TEOAE 69
      Meßbedingungen 72
      Merkmale der TEOAE 73
      Reproduzierbarkeit 75
      Amplitude und Signal / Rausch-Verhältnis 78
      Frequenzspektren 82
      Fensterung 84
      Filterung 87
   Auswertung der DPOAE 90
      Meßbedingungen 90
      Amplitude und Signal / Rausch-Verhältnis 92
      Reproduzierbarkeit 95
      Weitere Signalerkennungskriterien 96

5. Klinische Anwendung der otoakustischen Emissionen 99
   Hörschwellenbestimmung 102
   Hörscreening bei Neugeborenen und Kleinkindern 114
   Topodiagnostik 123
   OAE und Tinnitus 128
   Verlaufskontrollen 129
   Vulnerabilität des Innenohres 134
   Geräuschempfindlichkeit 136
   Vergleichende Bewertung 137

6. Weiterführende Literatur 141

7. Sach- und Abkürzungsverzeichnis 151

1. Einleitung

Die moderne Audiologie verdankt dem fruchtbaren interdisziplinären Zusammenwirken von theoretischen Vorhersagen, physiologischer Grundlagenforschung, technischem Fortschritt und klinisch orientierter Entwicklung und Erprobung eine große Entdeckung und ein neues diagnostisches Instrument: die otoakustischen Emissionen (OAE). Diese Begleiterscheinung des normalen Hörvorgangs liefert eine Erklärung für viele unverstandene Phänomene und erweist sich zugleich als geeignet, Abweichungen vom normalen Hören mit einer zwar aufwendigen, aber einfach zu handhabenden und zuverlässigen Technik festzustellen.

Bis in die Mitte der achtziger Jahre war ein Großteil der Kenntnisse über das Hören geprägt durch den ungelösten Widerspruch zwischen der bekannten Leistungsfähigkeit des Gehörs und den experimentell meßbaren mechanischen Eigenschaften des eigentlichen Sinnesorgans. Es setzte sich die Erkenntnis durch, daß die herausragenden Eigenschaften des Gehörs, nämlich die hohe Frequenzauflösung und die Bewältigung eines sehr großen Dynamikbereiches, sich durch die Ergebnisse der umfangreichen und sorgfältigen Untersuchungen der cochleären Mechanik durch *Georg von Békésy* deshalb nicht erklären lassen, weil diese Untersuchungen an Innenohren durchgeführt wurden, die bestenfalls teilweise funktionierten. Die schon im Jahre 1948 durch *Gold* geäußerte Vermutung, daß die Vorstellung einer rein passiv auf den Schallreiz antwortenden Cochlea unhaltbar ist, bestätigte sich in den Jahren 1984 bis 1986 durch die Arbeiten von *Flock, Brownell, Zenner* und *Ashmore*, welche eine kontraktile Motilität der äußeren Haarzellen des Innenohres nachweisen konnten. Aus dieser Entdeckung mußte gefolgert werden, daß die biomechanische Aktivität der äußeren Haarzellen zu der notwendigen Verstärkung und Scharfabstimmung der Basilarmembranauslenkung führt, wie sie bereits 1971 von *Rhode* mit Hilfe des Mößbauereffektes an lebenden Innenohren beobachtet worden war. Die bisherigen Modellvorstellungen mußten verlassen werden, und es stand nun endgültig fest, daß das Ohr sich hochgradig nichtlinear verhält, d.h. seine Funktion ist in hohem Maße abhängig von der Stärke des einfallenden Schallsignals.

Auf einem von der cochleären Mikromechanik völlig unabhängigen Weg, nämlich bei der Suche nach der Feinstruktur der normalen Hörschwellenkurve, machte *Kemp* im Jahre 1977 die Beobachtung, daß vom Trommelfell normalhörender Ohren Schallenergie abgestrahlt wird. Ein Umdenken war erforderlich, als durch diese Entdeckung klar wurde, daß das Ohr nicht nur ein Empfänger, sondern – wie es etwa 30 Jahre zuvor bereits postuliert worden war – auch ein Sender für Schallsignale ist. Durch ungezählte Experimente wurde in der Folgezeit der Nachweis erbracht, daß zwischen diesen otoakustischen Emissionen und den an isolierten äußeren Haarzellen beobachteten aktiven Bewegungen ein enger Zusammenhang besteht. Die Details der hierbei auf zellulärer Ebene ablaufenden Vorgänge sind allerdings noch nicht vollständig geklärt.

Der Bezug von cochleärer Mikromechanik und otoakustischen Emissionen zur klinischen Audiologie ergab sich aus der Feststellung, daß bei Überschreitung eines Mindestmaßes an mittel- oder innenohrbedingtem Hörverlust keine Emissionen mehr nachweisbar sind. Die hohe Empfindlichkeit des normalen Gehörs, sein großer Dynamikbereich und seine hohe Frequenzauflösung einerseits, die Beeinträchtigung dieser Leistungen und das Auftreten eines pathologischen Lautheitsanstiegs im Falle von Haarzellschäden andererseits erfahren durch die Modellvorstellung einer Haarzellaktivität, welche bei schwachen Reizen die Schwingungen der Basilarmembran für einen eng umgrenzten Frequenzbereich um ein Vielfaches verstärkt, eine plausible Erklärung. Der Nachweis der Haarzellaktivität mit Hilfe der otoakustischen Emissionen erteilt also Auskunft über die Funktion der auf Haarzellenebene ablaufenden und für das normale Hören unverzichtbaren Verstärkungs- und Abstimmungsmechanismen.

Trotz dieser einleuchtenden Zusammenhänge, die heute als bewiesen angesehen werden können, ist der praktische diagnostische Nutzen des neuen Untersuchungsverfahrens derzeit noch nicht vollständig zu überblicken. Die Methode befindet sich teilweise noch im experimentellen Stadium. Es besteht jedoch kein Zweifel darüber, daß die OAE zur Verbesserung der Innenohrdiagnostik beitra-

1. Einleitung

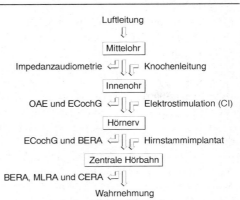

Abb. 1.1 Vereinfachte Darstellung der Komponenten des Gehörs (Mitte) sowie der zugehörigen Stimulationsmöglichkeiten (rechts) und der objektiven Untersuchungsmethoden (links). ECochG = Elektrocochleographie, BERA = Brainstem Electric Response Audiometry, MLRA = Middle Latency Response Audiometry, CERA = Cortical Electric Response Audiometry

gen. Somit ist das in Abb. 1.1 gezeigte Inventar der objektiven audio- metrischen Verfahren um ein bisher fehlendes Teil erweitert worden.

Die Darstellung in Abb. 1.1 täuscht etwas darüber hinweg, daß keines der objektiven Verfahren die Funktion einer Komponente des Gehörs isoliert prüfen kann. Beispielsweise bezieht die Impedanzaudiometrie, zu der auch die Registrierung des Stapediusreflexes gehört, außer dem primär untersuchten Mittelohr noch das Innenohr, den Hörnerven und den akustikofazialen Reflexbogen mit ein. Voraussetzung für die Messung der im Innenohr entstehenden OAE ist ein normal funktionierendes Mittelohr. Umgekehrt läßt sich aus der Nachweisbarkeit der OAE auf eine annähernd normale Funktion von Innenohr *und* Mittelohr schließen. Die OAE können, in Kombination z.B. mit dem Tonaudiogramm, in Einzelfällen sogar zur Festigung des Verdachts auf eine retrocochleäre Hörstörung beitragen und ergänzen somit die für solche Fragestellungen besonders ausgewiesene Elektrische Reaktions-Audiometrie (ERA).

Diese Beziehungen zwischen den Komponenten des Gehörs und den objektiven Meßverfahren zeigen, daß die audiologische Diagnostik durch die Erweiterung um die Messung der OAE nicht unbedingt einfacher geworden ist. Sehr wohl aber gewinnt die Diagnose durch die Methodenvielfalt und das erhöhte Maß an verfügbarer Information an Sicherheit. Keinesfalls wird eines der bisherigen Verfahren überflüssig: Impedanzaudiometrie, OAE und ERA liefern komplementäre Information. Sie ergänzen sich gegenseitig, ohne sich zu verdrängen.

2. Physiologische Grundlagen der otoakustischen Emissionen

Wirkt ein akustischer Reiz auf das Innenohr ein, so kommt es neben elektrophysiologischen Vorgängen im Innenohr und seinen Sinneszellen zu mechanischen Antwortprozessen, die als retrograde Wanderwelle zum ovalen Fenster laufen, den Steigbügel in Schwingungen versetzen, über die Gehörknöchelchenkette dem Trommelfell zugeleitet und als Schallwellen in den Gehörgang abgestrahlt werden. Sie können dort mit Hilfe empfindlicher Mikrophone aufgezeichnet werden. Die Gesamtheit dieser aus dem Innenohr stammenden akustischen Phänomene nennt man otoakustische Emissionen, im folgenden mit OAE abgekürzt. Sie stellen aktive Antwortprozesse des Innenohres auf einen Schallreiz dar. Ihre Quelle sind mit großer Wahrscheinlichkeit die intakten äußeren Haarzellen. Neben diesen evozierten Emissionen (EOAE) existieren spontane otoakustische Emissionen (SOAE), die also ohne Einwirkung eines Schallreizes permanent aus dem Innenohr abgegeben werden. Auch ihnen liegt eine Aktivität äußerer Haarzellen zugrunde.

Die Existenz der OAE kann vor dem Hintergrund der Ergebnisse moderner Innenohrforschung gedeutet werden. Mit der Entdeckung der Motilität äußerer Haarzellen durch die Arbeiten von *Flock* und *Zenner* konnte ein plausibles Konzept über die möglichen Entstehungsmechanismen der OAE erstellt werden. Da es sich hierbei im wesentlichen jedoch um Erkenntnisse aus Untersuchungen an isolierten Haarzellen oder an Teilpräparaten der Cochlea handelt, muß zum jetzigen Zeitpunkt von vereinfachten Modellvorstellungen ausgegangen werden, die im folgenden erläutert werden sollen.

Anatomie des peripheren Hörsystems

Der Schall erreicht über den äußeren Gehörgang das Trommelfell. Die im Mittelohr gelegenen Gehörknöchelchen stellen die schallübertragende Verbindung zum Innenohr her. Sie bewirken eine Schalldrucktransformation über die Flächenverhältnisse von Trommelfell und Stapesfußplatte sowie eine Anpassung der Schallschnelle infolge der von der Gehörknöchelchenkette ausgeübten Hebelwirkung.

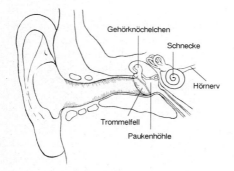

Abb. 2.1 Anatomischer Aufbau des Hörorgans (nach Boenninghaus 1996)

Das aus Vestibularorgan und Cochlea bestehende Innenohr (Abb. 2.2) ist flüssigkeitsgefüllt. Durch die Basilarmembran und die Reissner-Membran wird der blind endende Ductus cochlearis mit dem Corti-Organ von der Scala tympani und Scala vestibuli abgetrennt. Während der Ductus cochlearis, auch Scala media genannt, die kaliumreiche, von der Stria vascularis gebildete Endolymphe enthält, sind die beiden letzteren mit der kaliumarmen, vom Liquor cerebrospinalis stammenden Perilymphe gefüllt. Über den Ductus endolymphaticus fließt die Endolymphe in den Saccus endolymphaticus und wird dort resorbiert.

Das auf der Basilarmembran gelegene Corti-Organ ist der Sitz der als Haarzellen bezeichneten Hörsinneszellen (Abb. 2.2). Während die Stereozilien der äußeren Haarzellen (Outer Hair Cells, OHC) festen Kontakt mit der bedeckenden Tektorialmembran haben, flotieren die der inneren Haarzellen (Inner Hair Cells, IHC) frei in der Endolymphe. Die zylinderförmig ausgestalteten OHC besitzen ein in der Zellmembran gelegenes Aktomyosinfilamentskelett, das aktive Bewegungen und Formveränderungen zuläßt (Abb. 2.3). Am basalen Pol der äußeren Haarzellen inserieren vorwiegend efferente (d.h. absteigende) Hörnervenfasern des olivocochleären Bündels neben wenigen afferenten (aufsteigenden) Fasern. Die bauchi-

2. Physiologische Grundlagen

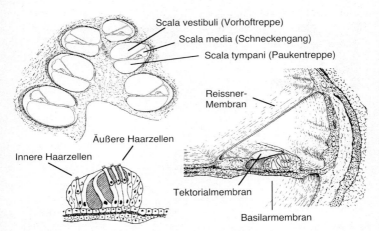

Abb. 2.2 Querschnitt durch die Cochlea-Windungen und vergrößerte Darstellung von Ductus cochlearis und CORTI-Organ (nach Boenninghaus 1996)

gen inneren Haarzellen besitzen kein Filamentnetzwerk und können somit auch keine aktiven Bewegungen ausführen. Sie werden im basalen Anteil nahezu vollständig von Stützzellen umschlossen. An ihrem basalen Pol inserieren vorwiegend afferente Nervenfasern, jedoch nur wenige efferente Fasern, die mit den afferenten Fasern über sog. axodendritische Synapsen in Verbindung stehen.

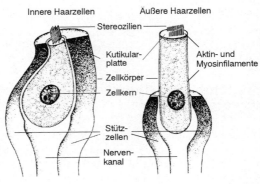

Abb. 2.3 Aufbau der inneren und äußeren Haarzellen (nach Keidel u. Mitarb. 1983). Das kontraktile Zytoskelett der äußeren Haarzellen besteht aus Aktin- und Myosinfilamenten, die sich auf Stereozilien, Kutikularplatte und die Wand des basalen Zellkörpers verteilen

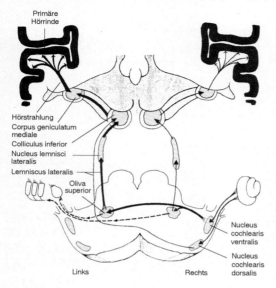

Abb. 2.4 Verlauf der Hörbahn vom Innenohr bis zum auditorischen Cortex im Schläfenlappen. Es sind die von der rechten Schnecke ausgehenden afferenten Bahnen dargestellt. Gestrichelt sind die von den Oliven ausgehenden efferenten Bahnen zu den Haarzellen des linken Ohres eingezeichnet (nach Boenninghaus 1996)

Das Innenohr steht über die afferenten Fasern des Hörnerven mit den Cochleariskernen im Hirnstamm in Verbindung. Nach Umschaltung verteilen sich mehrere Bahnen ungekreuzt auf derselben (ipsilateralen) und gekreuzt auf der gegenüberliegenden (contralateralen) Seite. Dadurch steht jedes Ohr mit der Hörbahn beiderseits in Verbindung (Abb. 2.4). Ein Teil dieser afferenten Hörnervenfasern wird nach Umschaltung weitergeführt zum Kerngebiet der oberen Olive. Von dort entspringt das olivocochleäre Bündel, welches efferente Hörnervenfasern vorwiegend zu den äußeren Haarzellen führt. Dieser Regelkreis bildet die anatomische Grundlage für eine Feinsteuerung der Aktivität äußerer Haarzellen.

Physiologische Grundlagen des peripheren Hörvorgangs

Die dem Innenohr zugeleitete Schallwelle erzeugt eine passive Wanderwelle, wie sie von *Georg von Békésy* beschrieben wurde. Diese an Leichenohren beobachtete Wanderwelle weist an dem der Reizfrequenz zugeordneten Ort der cochleären Trennwand ein we-

2. Physiologische Grundlagen

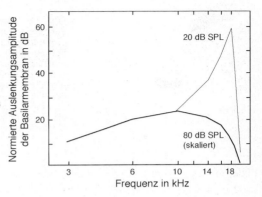

Abb. 2.5 Erhöhung und Eingrenzung des Auslenkungsmaximums der Basilarmembran infolge der Aktivität der äußeren Haarzellen (nach Johnstone u. Mitarb. 1986). Für ein lineares System wären die bei verschiedenen Reizpegeln gemessenen Kurven auch bei hohen Frequenzen miteinander identisch

nig scharfes Maximum relativ kleiner Amplitude auf. Dagegen zeigen *in vivo*-Beobachtungen der Wanderwelle ein deutlich anderes Bild (Abb. 2.5): es findet sich hierbei eine sehr scharf umschriebene, in der Amplitude deutlich höhere Auslenkung der Basilarmembran, deren Ort in Verbindung mit der anregenden Frequenz steht (Tonotopie). So werden hohe Frequenzen in basalen Anteilen der Cochlea, niedrige Frequenzen in den apikalen Bereichen der Cochlea abgebildet.

Der aktive Anteil der Wanderwelle geht bei Funktionsstörungen der äußeren Haarzellen verloren, und die Auslenkung der Basilarmembran nähert sich der passiven Form an. Die aktive Wanderwelle zeigt ein nichtlineares Verhalten. So werden bereits bei sehr niedrigen Schalldruckpegeln nahe der Hörschwelle große Auslenkungen erzielt, während bei sehr hohen Schalldruckpegeln keine weitere Steigerung der Basilarmembranauslenkung erfolgt (Abb. 2.6), das System also in der Sättigung ist. Physiologisch kann dies als eine Erweiterung des Meßbereiches des Innenohres gewertet werden. Dabei werden sehr leise Schallreize erheblich verstärkt, während laute Schallreize in ihrer Wirkung auf das Innenohr gedämpft werden. Dies kommt einer erheblichen Erweiterung des Dynamikbereiches des Hörorgans gleich.

Die beim Hörvorgang ablaufenden zellulären Mechanismen auf dem Niveau der Haarzelle lassen sich wie folgt beschreiben: die durch den akustischen Stimulus ausgelöste flache passive Wanderwelle führt zu einer Auslenkung der Basilarmembran. Aufgrund der

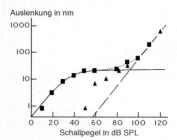

Abb. 2.**6** Zusammenhang zwischen Schallpegel und Basilarmembranauslenkung (nach Pickles 1988). Die aktiven Bewegungen der äußeren Haarzellen bewirken bei niedrigen Pegeln eine Anhebung der Amplitude (Quadrate). Ohne die Funktion der äußeren Haarzellen liegt die Erregungsschwelle um 40 bis 50 dB höher (Dreiecke und gestrichelte Linie)

Fixation des medialen Endes der Basilarmembran an der Lamina spiralis ossea kommt es dabei zu einer Scherbewegung im Bereich des Corti-Organes (Abb. 2.7). Im Bereich des Amplitudenmaximums der Wanderwelle werden die Stereozilien der äußeren und inneren Haarzelle deflektiert und apikal gelegene Ionenkanäle geöffnet.

Da die Stereozilien V-förmig angeordnet und an ihren Spitzen durch elastische Fasern (sog. tip-links) miteinander verbunden sind, besitzen sie eine Richtungscharakteristik, die eine koordinierte Aktion zur Folge hat. Erst dadurch wird eine Öffnung apikal gelegener Ionenkanäle möglich und eine unerwünschte Öffnung, z.B. durch die Brownsche Molekularbewegung, verhindert. Kaliumionen der Endolymphe fließen entlang des elektrochemischen Potentialgradi-

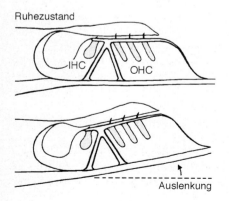

Abb. 2.**7** Scherbewegung der Stereozilien von inneren und äußeren Haarzellen bei Auslenkung der Basilarmembran (nach Keidel 1975)

2. Physiologische Grundlagen

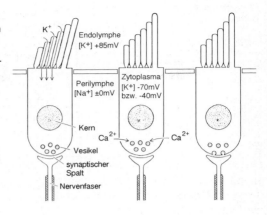

Abb. 2.8 Die Auslenkung der Stereozilien hat den Einstrom von Kaliumionen entlang des Potentialgradienten in das Innere der Haarzelle zur Folge (links). In der depolarisierten lateralen Zellmembran öffnen sich Kalziumkanäle (Mitte). Das einströmende Kalzium veranlaßt die Vesikel an der Zellbasis, ihren Neurotransmitter in den synaptischen Spalt zu entleeren (rechts)

enten in das Zellinnere (Abb. 2.8). Dadurch wird die negativ geladene Zelle depolarisiert (mechano-elektrische Transduktion). In der lateralen Zellmembran gelegene Kalziumkanäle werden geöffnet, und es kommt zum Einströmen dieser Ionen in das Zellinnere. Die Depolarisation im basalen Anteil der Zelle führt zum Freisetzen von Transmittersubstanz (wahrscheinlich Glutamat) aus endoplasmatischen Vesikeln in den synaptischen Spalt, wodurch postsynaptisch ein Generatorpotential im Bereich der afferenten Hörnervenfasern aufgebaut wird. Dieses führt bei Überschreiten einer bestimmten Schwelle zum Auslösen eines Aktionspotentials, das für die weitere neuronale Informationsverarbeitung zur Verfügung steht. Bei Gegenbewegung der Basilarmembran werden die Stereozilien in die entgegengesetzte Richtung abgeschert und die apikalen Ionenkanäle geschlossen. Durch einen energieverbrauchenden Auswärtstransport der Kaliumionen in die Perilymphe über lateral gelegene Ionenkanäle wird die Zelle wieder repolarisiert und somit der ursprüngliche Zustand wiederhergestellt.

Diese mit jeder Einzelschwingung der eintreffenden Schallwelle ablaufenden Elementarvorgänge laufen in den äußeren Haarzellen in ähnlicher Weise ab. Im Unterschied zu den inneren Haarzellen besitzen sie jedoch motorische Eigenschaften, und sie werden bei wesentlich niedrigeren Schalldruckpegeln angeregt. Auf-

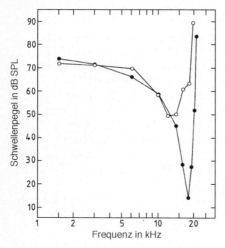

Abb. 2.9 Erhöhung der Frequenzselektivität für schwache Reize, dargestellt anhand der mechanischen Abstimmkurven (Tuningkurven) der Basilarmembran des Meerschweinchens. Ohne die Aktivität der äußeren Haarzellen ergibt sich die mit den nicht gefüllten Symbolen dargestellte Abstimmkurve (nach Sellick u. Mitarb. 1982)

grund ihrer Fähigkeit zu frequenzkonformen Längenänderungen und Verkippungen der Kutikularplatte kommt es zu einer aktiven Verstärkung der passiven Wanderwelle. Neben der erheblichen Amplitudenzunahme im Bereich der maximalen Auslenkung der Basilarmembran findet sich in diesem Bereich zusätzlich eine wesentlich schärfere, d.h. enger umschriebene Abstimmung als Grundlage der hohen Frequenzselektivität des Innenohres. Der molekulare Mechanismus dieser *schnellen* Motilität (mit Zeitkonstanten im Bereich von $240\mu s$) ist bisher unbekannt. Wahrscheinlich handelt es sich um elektrisch-physikalische Effekte auf die Zellmembran, z.B. durch das Rezeptorpotential oder die cochleären Mikrophonpotentiale, die die elektrischen Korrelate der mechanischen Aktivität äußerer Haarzellen darstellen.

Der Energietransfer von den aktiven äußeren zu den passiven inneren Haarzellen wird durch radiale und transversale Verformungen des Corti-Organs und die aktiv verstärkte Wanderwelle vermittelt. Die um etwa $40 dB$ schlechtere Erregungsschwelle innerer Haarzellen äußert sich klinisch vor allem bei Ausfall der äußeren Haarzellen, was bei den meisten Formen der Innenohrschwerhörigkeit der Fall ist. Durch die aktive reizpegelabhängige Verstärkungsleistung äußerer Haarzellen um den Betrag von maximal 40*dB* wird der schwellennahe akustische Reiz auf eine für die inneren Haarzellen adäquate Intensität angehoben. Erst dadurch werden diese auch in der Nähe der Hörschwelle ausreichend stark stimuliert und somit eine ausreichende Auslenkung der Stereozilien der IHC erzielt. Die aktiv verstärkte und scharf abgestimmte Wanderwelle führt jedoch nur an einer sehr eng umschriebenen Stelle zur Stimulation weniger benachbarter innerer Haarzellen, wodurch eine sehr ausgeprägt frequenzspezifische Erregung erzielt wird (Abb. 2.5 und 2.9).

Im Zellkörper der äußeren Haarzellen löst die Depolarisation zusätzlich noch eine *langsame* mechanische Kontraktion (mit Zeitkonstanten im Millisekundenbereich) durch Interaktion der Aktin- und Myosinfilamente aus. Dadurch kommt es zu Verschiebungen der Basilarmembran im Verhältnis zur Lage der Tektorialmembran. Dies spielt bei der Anpassung der Empfindlichkeit der Cochlea an unterschiedliche Umgebungsschallpegel eine Rolle und es könnte eine Protektion gegen Überstimulation einerseits und eine Steigerung der Empfindlichkeit bei sehr leisen Schallreizen andererseits bewirken. Dieser Mechanismus ist eventuell auch die Grundlage für Adaptation und temporäre Schwellenabwanderung (Temporary Threshold Shift, TTS) bei Lärmbelastung. Schnelle und langsame Haarzellbewegungen stellen somit eine aktive Antwort auf den Schallreiz dar (elektro-mechanische Transduktion).

Entstehung der otoakustischen Emissionen

Die im Innenohr ablaufenden aktiven Bewegungsvorgänge führen ihrerseits zur Auslösung von Flüssigkeitsbewegungen in der Endo- und Perilymphe, die als sekundäre Wanderwellen interpretiert werden dürfen. Sie überlagern sich der primären, anterograden Wanderwelle und breiten sich, anders als diese, retrograd zum ovalen Fenster hin aus (Abb. 2.10). Dadurch wird der Steigbügel in Schwingungen versetzt. Über Amboß und Hammer werden die Schwingungen dem Trommelfell zugeleitet, welches die Bewegungen ähnlich wie eine Lautsprechermembran als Schallwellen abstrahlt.

Diese Vorgänge stellen die Grundlage für Entstehung und Messung der evozierten cochleären Emissionen dar. Die OAE sind somit Epiphänomene des natürlichen normalen Hörvorgangs. Ihre

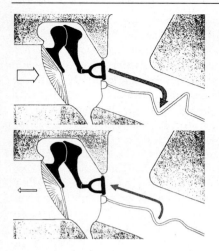

Abb. 2.**10** Schematische Darstellung der anterograden (oben) und retrograden (unten) Wanderwelle. Die beiden Wanderwellen unterschiedlicher Amplitude (Größenverhältnisse in der Zeichnung nicht realistisch) entstehen bei der physiologischen Verarbeitung akustischer Reize. Die anterograde Wanderwelle führt zur Schallwahrnehmung, die retrograde Welle hat die Entstehung von per- und poststimulatorischen evozierten otoakustischen Emissionen zur Folge (nach Zenner 1994)

Existenz ist an die normale Funktion äußerer Haarzellen geknüpft. Sie entstammen der Region der Cochlea, die durch die einlaufende Schallwelle am stärksten erregt wird. Dies spiegelt sich im Frequenzspektrum der breitbandig evozierten verzögerten Emissionen (TEOAE) wider, das in etwa mit dem des anregenden Reizes übereinstimmt. Es kann auch – insbesondere bei den weiter unten näher beschriebenen Distorsionsprodukt-Emissionen (DPOAE) – an der Latenzzeit zwischen Reizbeginn und Auftreten der Emission abgelesen werden: tieffrequente Emissionen weisen eine größere Latenz als Emissionen hoher Frequenz auf, da sie in den apikalen Cochleabereichen generiert werden. Der akustische Reiz muß einen längeren Weg bis dorthin zurücklegen und hat somit eine längere Laufzeit als ein hochfrequenter Stimulus. Ebenso benötigt die ursprünglich von *Kemp* als cochleäres Echo bezeichnete retrograde Wanderwelle eine längere Laufzeit, um wieder zum Stapes zu gelangen. Weiterhin bestätigen Suppressionsexperimente die Hypothese, daß der Entstehungsort der evozierten Emissionen mit dem für die Reizfrequenz charakteristischen Ort auf der cochleären Trennwand übereinstimmt: ein während der OAE-Messung dargebotener Suppressorton bewirkt dann die größte Amplitudenreduktion, wenn seine Frequenz mit der des Reizes übereinstimmt.

2. Physiologische Grundlagen

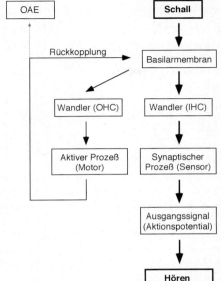

Abb. 2.11 Modellvorstellung der Entstehung evozierter otoakustischer Emissionen als Nebeneffekt eines für den Hörvorgang benötigten Rückkopplungsprozesses

Den derzeit weitgehend akzeptierten Vorstellungen über den Zusammenhang zwischen der cochleären Signalverarbeitung und der Entstehung evozierter Emissionen zufolge wirkt sich die motorische Aktivität der äußeren Haarzellen somit einerseits in Form einer Rückkopplungsschleife auf die frequenzselektive Verstärkung schwacher akustischer Erregungen aus, andererseits führt sie zur Abstrahlung von Schallenergie in den äußeren Gehörgang (Abb. 2.11).

Neben den evozierten Emissionen (EOAE) existieren spontane otoakustische Emissionen (SOAE), die in vielen Ohren permanent und ohne Einwirkung externer akustischer Reize von der Cochlea erzeugt und nach außen abgestrahlt werden. Es handelt sich dabei um invidualspezifische Emissionsmuster, die aus einzelnen scharf umschriebenen Spektrallinien bestehen. Diese individuellen Muster bleiben, sofern keine Schädigung des Ohres eintritt, zeitlebens ähnlich wie ein Fingerabdruck unverändert. Die Frequenz dieser Emissionen liegt meist zwischen 1000 und $4000\,Hz$, ihre Inzidenz bei normalhörenden Ohren wird von verschiedenen Autoren zwischen 70% bei Neugeborenen und 0% im Alter über 70 Lebensjahre angegeben. Abhängig von der Nachweisempfindlichkeit der verwendeten Apparatur treten an SOAE-positiven Ohren durchschnittlich 3 bis 5 diskrete Emissionslinien auf.

Die SOAE stellen einen empfindlichen Parameter für die normale Funktionsweise des Innenohres dar, auch wenn ihnen möglicherweise eine lokal umschriebene Störung des aktiven Verstärkungsprozesses der Cochlea zugrunde liegt. Als Entstehungsmechanismus ist eine sich selbst unterhaltende oszillatorische Aktivität eng umschriebener Gruppen äußerer Haarzellen vorstellbar, die aufgrund ihrer aktiven Kontraktion zu Flüssigkeitsbewegungen der Endolymphe führen, welche ihrerseits wiederum die Haarzellen erregen und auf diese Weise in einen Kreisprozeß einmünden. Es handelt sich dabei um Regionen verminderter Dämpfung, die aufgrund des Resonanzphänomens außer Kontrolle geraten sind. Eine Beeinflussung oder eine Störung des Hörvorgangs ist dadurch nicht gegeben, Korrelationen zu subjektiv empfundenen Ohrgeräuschen (Tinnitus) existieren allenfalls auf dem Zufallsniveau.

Zwischen spontanen und evozierten Emissionen läßt sich keine klare Grenze ziehen. Zunächst einmal ist es nicht möglich, für die experimentelle Untersuchung der SOAE eine Situation mit völliger Abwesenheit von Schall zu schaffen. Es kann daher nicht mit Sicherheit ausgeschlossen werden, daß „spontane" Emissionen zumindest teilweise durch externe akustische Signale ausgelöst werden. Denkbar wäre eine durch biologische Rückkopplungsvorgänge hervorgerufene Verstärkung einer zunächst schwachen Haarzellaktivität, als deren Folge von der Cochlea Schallenergie nach außen abgestrahlt wird. Darüber hinaus ist bekannt, daß SOAE durch akustische Stimulation des Gehörs synchronisiert werden können. Solchermaßen *getriggerte SOAE* stellen die Übergangszone zwischen spontaner und evozierter otoakustischer Aktivität dar. Ihr Zustandekommen wird durch die Rücksetzung vieler elementarer Oszillatoren auf gemeinsame Anfangsbedingungen erklärt. Neben dieser Grenzerscheinung existieren viele direkte und indirekte Zusammenhänge zwischen SOAE und EOAE: in den Frequenzbereichen, in denen spontane Emissionen auftreten, weisen

2. Physiologische Grundlagen

die evozierten Emissionen (TEOAE und DPOAE) eine größere Amplitude und steiler verlaufende Wachstumsfunktion auf. Evozierte otoakustische Emissionen können außer durch akustische Kurzzeitreize auch durch Permanentreize ausgelöst werden, also z.B. dadurch, daß ein Sinusdauerton oder zwei Töne unterschiedlicher Frequenz auf das Ohr einwirken. Wird das Gehör mit einem Dauerton stimuliert, so antwortet es mit der Aussendung von Stimulusfrequenz-Emissionen (SFOAE), d.h. otoakustischen Emissionen geringer Intensität, deren Frequenz mit der des Reiztones übereinstimmt. Bei der Darbietung *zweier* Töne unterschiedlicher Frequenz können im Gehörgang neben den durch diese Primärtöne ausgelösten SFOAE zusätzliche Töne nachgewiesen werden, die in keinen der beiden Primärtöne mit den Frequenzen f_1 und f_2 enthalten sind. Diese akustischen Distorsionsprodukte (Distortion Product Otoacoustic Emissions, DPOAE) oder Verzerrungsprodukte sind direkter Ausdruck der nichtlinearen Signalverarbeitung des Innenohres. Sie kommen durch eine Interaktion eng benachbarter angeregter Basilarmembranabschnitte zustande und entstehen somit durch eine zwar eng umschriebene, jedoch nicht im strengen Sinne frequenzspezifische Anregung der Cochlea. Die Amplitude der DPOAE liegt weit unter der der anregenden Primärtöne. Es können gleichzeitig mehrere Komponenten unterschiedlicher Frequenz auftreten. Unter ihnen weist der Ton mit der Frequenz $2f_1 - f_2$ beim Menschen im allgemeinen die größte Amplitude auf. In der Psychoakustik wird dieser Ton als der kubische Differenzton bezeichnet.

Zusammenfassend lassen sich die OAE in spontane und evozierte Phänomene einteilen. Unter den letzteren wird zwischen post- und perstimulatorischen Signalen unterschieden. Die Frequenz perstimulatorischer Emissionen kann mit der des Reizes übereinstimmen oder von ihr abweichen (Abb. 2.12). Inwiefern den verschiedenen Typen von Emissionen unterschiedliche Mechanismen zugrundeliegen oder die einzelnen OAE nur auf unterschiedliche Weise gemessene Aspekte des gemeinsamen cochleären Verstärkers darstellen, ist derzeit noch unklar.

Otoakustische Emissionen lassen sich schon bei Neugeborenen ableiten, da die Cochlea bereits in der 24. Schwangerschaftswoche morphologisch und funktionell voll entwickelt und weitgehend ausgereift ist. Wichtige zusätzliche Voraussetzung für die Nach-

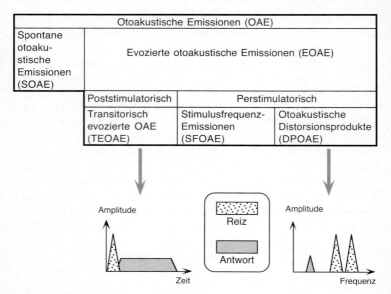

Abb. 2.12 Klassifikation der unterschiedlichen Typen otoakustischer Emissionen. Klinisch genutzt werden derzeit nahezu ausschließlich die TEOAE (verzögerte Emissionen) und die DPOAE (Verzerrungsprodukte)

weisbarkeit der OAE ist ein intaktes Schallübertragungssystem vom Innenohr zum äußeren Gehörgang. Schalleitungsschwerhörigkeiten jeglicher Art führen zu einer erheblichen Dämpfung nicht nur des Reizes, sondern auch der Emission, so daß dann in aller Regel keine Emissionen mehr ableitbar sind. Dies trifft zwar in jedem Lebensalter zu, doch ist es bei der Untersuchung von Neugeborenen – wegen des Vorkommens von Füllgewebe und Flüssigkeit im Mittelohr – und bei Kleinkindern – wegen der relativen Häufigkeit von Mittelohrergüssen – besonders zu beachten.

Der Nachweis otoakustischer Emissionen spiegelt die intakte Funktion der äußeren Haarzellen wider. Da die meisten Innenohrschwerhörigkeiten durch eine Schädigung dieser Zellen bedingt sind, darf aus dem Vorhandensein normaler otoakustischer Emissionen mit hoher Wahrscheinlichkeit auf ein annähernd normales Hörvermögen geschlossen werden. Einschränkend muß bemerkt werden, daß damit jedoch weder die inneren Haarzellen noch retrocochleäre Anteile des auditorischen Systems beurteilt werden können. Otoakustische Emissionen sind weitgehend resistent gegen pharmakologische Beeinflussungen und Vigilanzänderungen. Eine Abhängigkeit vom Lebensalter besteht insofern, als die Emissionsamplitude – und somit die Inzidenz von OAE – bei Neugeborenen und Kleinkindern im allgemeinen größer sind als bei älteren Kindern und Erwachsenen. Dies läßt sich zumindest teilweise mit dem im Laufe der ersten Lebensjahre zunehmenden Gehörgangsvolumen erklären. Inwieweit hierbei zusätzlich Reifungs- oder Alterungsvorgänge der Cochlea oder ihrer efferenten Steuerung eine Rolle spielen, ist nicht eindeutig geklärt. Ein Zusammenhang zwischen Geschlecht und qualitativen wie quantitativen Merkmalen der OAE läßt sich nicht sicher nachweisen. In vielen Untersuchungen deutet sich jedoch der Trend an, daß spontane Emissionen bei Frauen häufiger anzutreffen sind als bei Männern und daß die evozierten Emissionen eine größere Amplitude aufweisen; beiden Aussagen kommt jedoch keine statistische Signifikanz zu.

Transitorisch evozierte OAE (TEOAE) lassen sich mit Hilfe von Clickreizen als Breitbandanregung, aber auch mit frequenzspezifi-

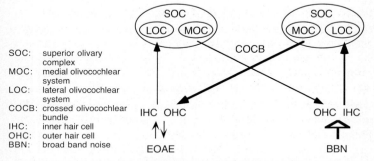

SOC: superior olivary complex
MOC: medial olivocochlear system
LOC: lateral olivocochlear system
COCB: crossed olivocochlear bundle
IHC: inner hair cell
OHC: outer hair cell
BBN: broad band noise

Abb. 2.**13** Schematische Darstellung der Verbindungen zwischen beiden Innenohren und den Kerngebieten des Olivenkomplexes (gekreuzte afferente und ungekreuzte efferente Bahnen sind der Übersichtlichkeit halber weggelassen worden). Das Prinzip der Beeinflussung von evozierten otoakustischen Emissionen durch contralaterale Beschallung verdeutlichen die dick gezeichneten Pfeile

schen Tonpulsen (Bursts) auslösen. Die akustischen Antworten der Cochlea sind bei Clickreizung breitbandig und aufgrund der Übertragungscharakteristik des peripheren Hörsystems sowie des Meßsystems in einem Frequenzbereich zwischen 500 und 5000 Hz nachweisbar. Bei frequenzspezifischer Anregung mit Hilfe von Tonpulsen unterschiedlicher Trägerfrequenz finden sich Emissionen, deren Frequenzspektrum in etwa dem des Reizes entspricht. Somit lassen sich frequenzspezifische Aussagen über die Funktionstüchtigkeit äußerer Haarzellen gewinnen. Otoakustische Emissionen sind in aller Regel bis zu einem sensorisch bedingten Hörverlust von 30 bis 50 dB nachweisbar, entsprechend der Verstärkungsleistung äußerer Haarzellen. Bei stärkerem Hörverlust, der mit einem weitgehenden Funktionsverlust der OHC in dem angeregten Cochleabereich gleichzusetzen ist, lassen sich Emissionen nicht mehr evozieren und ableiten. Einzelheiten hierzu finden sich in den Kapiteln 4 und 5.

Über den sensorineuralen Regelkreis unter Einschluß des afferenten und efferenten auditorischen Systems und der oberen Olive stehen die äußeren Haarzellen unter der zentralen Kontrolle des auditorischen Systems (vgl. Abb. 2.4). Die akustische Information wird im Kerngebiet der ipsi- und contralateralen oberen Olive bewertet und analysiert. Das olivocochleäre Bündel, das gekreuzt (Crossed Olivar Cochlear Bundle, COCB) und ungekreuzt vorwiegend zu den äußeren Haarzellen zieht, steuert die aktive Mikromechanik der Cochlea über den langsamen, aktomyosinabhängigen Motilitätsmechanismus der OHC (Abb. 2.13).

Über Acetylcholin-Rezeptoren können Verkürzungen, über GABA[1]-Rezeptoren Elongationen der OHC induziert werden. Dies läßt sich als Beeinflussung der evozierten otoakustischen Emissionen durch eine contralaterale Beschallung nachweisen. Es zeigt sich unter dem Einfluß niedriger Schallpegel möglicherweise eine Amplitudenzunahme der (ipsilateral) registrierten Emissionen, bei höheren Schallpegeln dagegen wird von vielen Autoren übereinstimmend eine Amplitudenreduktion beschrieben (Abb. 2.14). Dies kann als eine aktive Anpassung des Innenohres an die jeweilige akustische Umgebung verstanden werden. Mögliche Einflüsse des Überhörens und der Mittelohrmuskeln können aufgrund der Ver-

---

[1] Gamma-Amino-Buttersäure

2. Physiologische Grundlagen 21

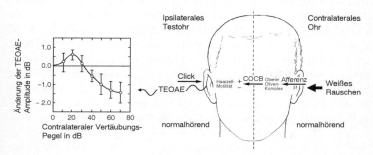

Abb. 2.14 Auswirkung der contralateralen Beschallung auf die Amplitude der ipsilateral registrierten TEOAE (nach Plinkert und Lenarz 1992)

suchsanordnung und mit Hilfe von Kontrollexperimenten als Ursache für die Amplitudenveränderung ausgeschlossen werden. Die Registrierung der EOAE während gleichzeitiger Beschallung des Gegenohres kann daher zur Funktionsprüfung des efferenten auditorischen Systems, etwa bei neural bedingten Hörstörungen, eingesetzt werden.

Die physiologischen Entstehungsmechanismen der otoakustischen Emissionen sind bis heute nicht restlos aufgeklärt. Viele der in diesem Kapitel dargestellten Modellvorstellungen können nicht als im wissenschaftlichen Sinne bewiesen angesehen werden. Es steht jedoch fest, daß im Präparat kultivierte, lebende äußere Haarsinneszellen durch chemische, elektrische und mechanische Reize zu aktiven Kontraktionen und Elongationen angeregt werden können und daß sie von dieser Fähigkeit beim natürlichen Hörvorgang auch Gebrauch machen. Der Umstand, daß diese physiologischen Modelle einen Sinn – nämlich die Erniedrigung der Hörschwelle und die Erhöhung der Frequenzselektivität – ergeben, verleiht ihnen aber keine Beweiskraft. Nicht verstanden ist der Mechanismus, der die einzelne Haarzelle dazu veranlaßt, die Schwingung der Basilarmembran nur bei einer einzigen, scharf umgrenzten Frequenz zu verstärken. Weiterhin geben viele an den Innenohren von Versuchstieren beobachtete Effekte noch ungelöste Rätsel auf. Zwei von ihnen seien hier genannt: erstens weisen die am Kaninchenohr evozierten Emissionen je nach Reizpegel unterschiedliche Eigenschaften (z.B. eine unterschiedliche Vulnerabilität gegenüber akustischen und pharmakologischen Schädigungen) auf, weswegen die Existenz zweier diskreter Quellen der Emissionen diskutiert wird. Zweitens ist die Tatsache zur Kenntnis zu nehmen, daß OAE auch bei einigen Vögeln und Amphibien nachgewiesen worden sind, die keine äußeren Haarzellen besitzen. Theoretische Betrachtungen zeigen, daß die Entstehung von otoakustischen Emissionen nicht nur durch aktive Verstärkungsvorgänge, sondern auch durch passive mechanische Nichtlinearitäten erklärt werden kann.

Dessen ungeachtet liegt der klinischen Anwendung der OAE die Regel zugrunde, daß Emissionen genau dann nachweisbar sind, wenn die äußeren Haarzellen vorhanden und funktionsfähig sind. Die Richtigkeit dieser Regel zumindest für das Innenohr des Menschen ist durch zahlreiche empirische Untersuchungen abgesichert, so daß auch dann, wenn einzelne direkte Beweise noch ausstehen, durchaus genügend Berechtigung für eine klinische Anwendung besteht.

3. Aufbau, Funktion und Bedienung der Meßapparatur

Unter dem Begriff „otoakustische Emissionen" werden alle Schallsignale zusammengefaßt, die im Innenohr erzeugt und über Mittelohr und Trommelfell in den äußeren Gehörgang abgestrahlt werden. Quelle dieser cochleären Emissionen sind mit größter Wahrscheinlichkeit mikroskopische Bewegungen der äußeren Haarzellen des Corti-Organs. Phänomenologisch wird unterschieden zwischen *spontanen Emissionen* (SOAE), die *ohne* Einwirkung eines akustischen Reizes vorhanden sind, und *evozierten Emissionen* (EOAE), die nur *während* (perstimulatorische Emissionen, z.B. Distorsionsprodukte) oder *nach* (poststimulatorische oder verzögerte Emissionen) einer akustischen Reizung auftreten. Zur Gewinnung audiologischer Diagnosen werden derzeit nahezu ausschließlich die evozierten otoakustischen Emissionen (EOAE) genutzt. Daher soll in diesem Kapitel nur auf deren Messung eingegangen werden.

Die Intensität der EOAE ist sehr gering. Zu ihrem Nachweis sind empfindliche Geräte und eine aufwendige Meßtechnik erforderlich. Denn trotz aller durchführbaren akustischen Abschirmungsmaßnahmen ist die Anwesenheit von Störgeräuschen unvermeidlich. Hinzu kommt, daß zur Auslösung der Emissionen ein akustischer Reiz notwendig ist, dessen Intensität um Größenordnungen oberhalb der Intensität der Emissionen liegt und der außer dem aktiven Echo, welches durch die angeregte Eigenaktivität der Haarzellen entsteht, ein passives Echo hervorruft, das vom Trommelfell und den Wänden des Gehörgangs erzeugt wird und sich dem physiologischen Signal überlagert.

Die für eine Routinemessung typischen Größenverhältnisse von Nutzsignal und Störeinflüssen sind in Abb. 3.1 veranschaulicht. Es ist zu erkennen, daß der Schalldruck des Störgeräusches um etwa zwei Größenordnungen (das entspricht einem Pegelunterschied von $40dB$) und der des Reizes um etwa drei Größenordnungen (entsprechend $60dB$) über dem Schalldruck der Emissionen liegt. Der Einfluß von Umgebungsgeräuschen kann zwar durch eine akusti-

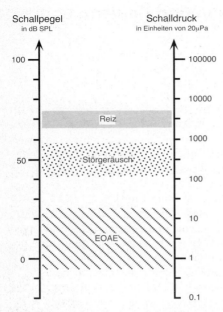

Abb. 3.1 Typische Größenverhältnisse von Nutzsignal und Störeinflüssen bei der Messung evozierter otoakustischer Emissionen

sche Abschirmung auf Werte unter $20 dB(A)$ reduziert werden, doch sind infolge der vom Patienten erzeugten Geräusche (Atmung, Blutkreislauf, Herzschlag, Muskelgeräusche) der Verbesserung des Signal/Rausch-Verhältnisses Grenzen gesetzt. Die Verwendung schwächerer Reize bringt trotz geringerer absoluter Intensität der Artefakte für das Signal/Rausch-Verhältnis kaum einen Gewinn, da mit der Reizstärke auch die Amplitude der Emissionen abnimmt.

Da mit der Messung von cochleären Emissionen eine Hörprüfung durchgeführt wird, spielen Hintergrundgeräusche in zweifacher Hinsicht eine Rolle: zum einen, weil sie den Nachweis des Meßsignals erschweren, zum anderen, weil sie die Wahrnehmung der Prüfreize beeinträchtigen können (hier ist auch die in Kap. 2 beschriebene Auswirkung der contralateralen Vertäubung zu berücksichtigen). Die Unterbringung von Patient und Vorverstärker in einer akustisch abgeschirmten Kammer kommt der Qualität der Messungen zugute. Sie ist aber, da für die Messung der EOAE meistens überschwellige Reize verwendet werden, nicht unbedingt erforderlich. Dennoch sollten natürlich alle vermeidbaren Geräuschquellen ausgeschaltet werden. Meistens verursacht bereits der im Rechnergehäuse befindliche Lüfter Geräusche, die für den Nachweis schwacher OAE-Signale zu laut sind. Computer und Untersucher sollten daher außerhalb der Patientenkabine untergebracht sein. Wenn eine abgeschirmte Kammer nicht zur Verfügung steht und eine räumliche Trennung von Patient und Apparatur nicht möglich ist, so sollte der Ventilator während des Meßvorgangs ausgeschaltet werden oder es sollten Computer mit geräuschlosen Quarz- oder Piezolüftern an Stelle der üblichen Gebläsekühlung verwendet werden.

Weiterhin muß auch den durch den Patienten verursachten Geräuschen Aufmerksamkeit geschenkt werden. Im allgemeinen lassen sich evozierte Emissionen am besten am ruhig und entspannt sitzenden wachen Patienten messen. Vor allem bei der Untersuchung von Säuglingen und Kleinkindern ist es häufig nicht möglich, diese Bedingungen einzuhalten: die Messung ist wegen der andernfalls auftretenden Unruhe meistens nur im (spontanen oder medikamenteninduzierten) Schlaf und somit im Liegen möglich, eine akustische Abschirmung ist oft nicht vorhanden und Nebengeräusche (aufgrund der Atmung des Patienten sowie aus der Umgebung) sind unvermeidlich. Von diesen und ähnlichen Ausnahmen (z.B. Anwendung in der Intensivmedizin) abgesehen, sollte die OAE-Messung nach Möglichkeit nicht am liegenden Patienten durchgeführt werden, denn die Geräusche, die bei den Bewegungen des Kopfes auf der Unterlage entstehen, werden als Vibrationen über das Kabel auf das Meßmikrophon übertragen und überlagern sich, zusammen mit anderen Störungen, den otoakustischen Emissionen. Für die Messung an Neugeborenen wurden daher spezielle Einstecksonden und Kabel entwickelt, die eine auf diese Situation abgestimmte Positionierung erlauben.

Die Komponenten der Apparatur im Überblick

Wenngleich sich die Prinzipien zur Messung der post- und perstimulatorischen Emissionen in einigen Details unterscheiden, so weisen Meßvorgang und Apparaturen doch gemeinsame Grundzüge auf. Bei beiden Meßverfahren setzt sich die Meßapparatur im wesentlichen aus den in Abb. 3.2 gezeigten Bestandteilen (Reizgeber, Sonde, akustische Abschirmung, Signalverarbeitungssystem und

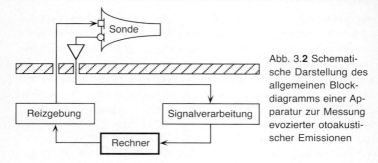

Abb. 3.2 Schematische Darstellung des allgemeinen Blockdiagramms einer Apparatur zur Messung evozierter otoakustischer Emissionen

Rechner) zusammen. Technischer Aufbau und Funktionsweise weichen allerdings bei den verschiedenen Verfahren teilweise voneinander ab.

Die Bereitstellung der elektrischen Signale für die akustischen Reize ist Aufgabe des Reizgenerators. Falls dieser – wie allgemein üblich – mit digitaler Technik aufgebaut ist, wird die Wellenform des gewünschten Reizes entsprechend den vorgegebenen Parametern berechnet und als Folge binär codierter Zahlenwerte in einem Speicher abgelegt. Bei jedem Reizvorgang wird die Zahlenfolge ausgelesen und jeder Momentanwert mit hoher Auflösung (14 oder 16 Bit) in einen analogen Spannungswert umgewandelt (Digital/Analog-Wandler) und verstärkt. Die möglichst dicht beieinander liegenden Einzelwerte (Abtastrate typischerweise 20 bis 40kHz) ergeben einen nahezu kontinuierlichen zeitabhängigen Spannungsverlauf. Zur Begrenzung des Digitalisierungsrauschens wird dem D/A-Wandler ein Tiefpaßfilter nachgeschaltet.

Die Amplitude des digital gespeicherten Reizmusters wird zur Erzielung optimaler Signalqualität so hoch gewählt, wie es für den stärksten akustischen Reiz nötig ist. Erst nach der D/A-Wandlung wird das elektrische Signal durch einen Abschwächer (dB-Teiler) auf die der jeweiligen Untersuchung angemessene Intensität gebracht. Wie überall in Akustik und Audiometrie wird das Ausmaß der Amplitudendämpfung durch ein logarithmisches Verhältnismaß charakterisiert und in Einheiten von Dezibel (dB) angegeben.

Der akustische Reiz wird über die weiter unten ausführlich beschriebene Gehörgangssonde ans Ohr des Patienten gebracht. In der Sonde befindet sich ein empfindliches Meßmikrophon, mit dem das Schalldrucksignal im Restvolumen des Gehörgangs registriert wird.

Die im Bereich einiger Millivolt liegende Ausgangsspannung des Mikrophons wird verstärkt und gefiltert und für die numerische Verarbeitung einem Analog/Digital-Wandler zugeführt. Die digitalisierten Daten können entweder in den Arbeitsspeicher des Rechners geschrieben und direkt dem Zentralprozessor zugeführt werden, oder aber von einem separaten Signalprozessor mit eigenem Zwischenspeicher verarbeitet werden. Die Steuerung des Meßablaufs (online), insbesondere die Synchronisation von Reizung und Signalerfassung, ist die Aufgabe des nach einem anwendungsspezifischen Programm arbeitenden Rechners, an dem auch (offline, d.h. nach Abschluß der Datenerfassung) die Meßergebnisse gesichtet und ausgewertet werden können.

Reiz und Gehörgangssonde

Die Schnittstelle zwischen elektrischen Signalen und dem Schalldruck im Gehörgang bilden ein oder zwei Miniaturlautsprecher (Hörer) und ein Mikrophon. Die Hörer liegen entweder außerhalb des Gehörgangssonde und sind über Schlauchleitungen mit dem abgedichteten Gehörgang verbunden, oder sie sind in die Gehörgangssonde integriert. Ersteres hat den Vorteil, daß größere und daher höherwertige elektroakustische Wandler verwendet werden können, letzteres ist in der praktischen Anwendung leichter zu handhaben und nicht mit den nachteiligen Verzerrungen der Reize im Schallschlauch verbunden. Wichtig für die Messung ist ein korrekter und stabiler Sitz der Meßsonde im Gehörgang (etwa wie in Abb. 3.3 dargestellt). Mit Hilfe eines nachgiebigen Paßstücks angemessener Größe wird der Gehörgang akustisch abgedichtet und gleichzeitig die Sonde fixiert.

Die Sonde sollte während der gesamten Untersuchungsdauer ihre Lage im Gehörgang nicht verändern. Damit sie nicht durch ihr eigenes Gewicht oder das der Anschlußleitungen nach außen gezogen wird, legt man das Kabel am besten über den Kopf des Patienten und führt es hinter der gegenseitigen Ohrmuschel vorbei nach unten. Falls erforderlich, kann das Kabel zusätzlich mit einem Klebeband oder einer Haarklammer befestigt oder die ganze Sonde mit Hilfe eines aufgesetzten Kopfhörers stabilisiert werden. Nach Möglichkeit sollte die Sonde oder das Kabel während der Messung nicht

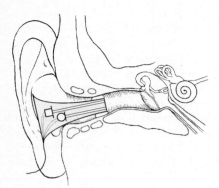

Abb. 3.3 Lage der Meßsonde im Gehörgang

vom Patienten oder einem Helfer festgehalten werden, denn dies kann Störgeräusche zur Folge haben, welche sich nachteilig auf die Messung der Emissionen auswirken.

Eine etwas andere Handhabung erfordern solche Sonden, bei denen sich die Wandler in einem separaten Gehäuse befinden und über je einen Schlauch mit dem Gehörgang verbunden sind. Es ist darauf zu achten, daß keiner der Schläuche einen Knick aufweist und das im Gehörgang befindliche Teil zugentlastet ist. Beim sitzenden erwachsenen Patienten wird das Wandlergehäuse auf der Schulter plaziert und nötigenfalls befestigt, bei liegenden Säuglingen und Kleinkindern wird es möglichst dicht neben den Kopf gelegt.

Einer jeden OAE-Messung sollte – schon wegen der Eindeutigkeit der Diagnose – grundsätzlich eine Otoskopie und eine Reinigung des Gehörganges vorhergehen. Cerumen und Wasser im Gehörgang verfälschen das Meßergebnis, und sie beeinträchtigen die Funktion der Gehörgangssonde. Soweit eine kalorische Vestibularisprüfung vorgesehen ist, sollte sie entweder mit Luftkalorisation oder erst *nach* der OAE-Messung erfolgen. Trotz dieser Maßnahmen läßt sich eine Verschmutzung der Sonde, insbesondere der zu den Wandlern führenden Bohrungen, nicht vermeiden. Es empfiehlt sich, die Sonde regelmäßig zu inspizieren und eine Testmessung in einem Gehörgangssimulator durchzuführen. Wird eine solche Testmessung unter Verwendung der für die Kalibrierung vorgesehenen Testsignale durchgeführt, so lassen sich durch einen Vergleich mit

3. Meßapparatur

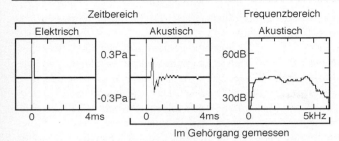

Abb. 3.4 Zeitverlauf (links) und Frequenzspektrum (rechts) des Clickreizes. Das im Gehörgang registrierte Spektrum enthält ein sehr breites Frequenzgemisch mit nahezu frequenzunabhängiger Intensität

den vom Hersteller mitgelieferten Kurven die Übertragungseigenschaften der Sonde überprüfen.

Die Reinigung verschmutzter Bohrungen läßt sich bei zerlegbaren Meßsonden problemlos mit Druckluft, einer Absaugeeinrichtung oder einem dünnen Draht (0.5 oder $1 mm \, \dot{E}$) durchführen. Ist die Sondenspitze nicht abnehmbar, können die Bohrungen ebenfalls abgesaugt oder mit einem Draht gereinigt werden. Hierbei muß äußerst vorsichtig – nach Möglichkeit unter der Sicht eines Operationsmikroskops – vorgegangen werden, damit die akustischen Filter und die sehr empfindlichen Membranen der Wandler nicht beschädigt werden.

Unter den akustischen Signalen, die für die OAE-Messung Bedeutung erlangt haben, nimmt der Clickreiz (Abb. 3.4) eine herausragende Stellung ein. Er ist für *beide* Emissionstypen – verzögerte Emissionen und Distorsionsprodukte – wichtig (auch wenn nur die TEOAE durch Clickreize evoziert werden), denn mit seiner Hilfe wird die Überprüfung der Sondenanpassung (checkfit) durchgeführt.

Der Clickreiz wird dadurch erzeugt, daß die Membran des Hörers für eine sehr kurze Zeit (80 bis $120 \mu s$) aus ihrer Ruhelage ausgelenkt wird. Sie wird hierzu durch eine elektrische Spannung veranlaßt, die nahezu sprunghaft von Null auf einen endlichen Wert ansteigt und nach der vorgegebenen Dauer wiederum sprunghaft auf Null zurückgeht (Rechteckimpuls). Aufgrund von Trägheit und Reibung vermag der Wandler dem rechteckförmigen Zeitverlauf nicht exakt zu folgen, weswegen sich ein zwar rascher aber nicht unendlich steiler Amplitudenanstieg ergibt, dem einige Nachschwingungen folgen (Abb. 3.4).

Die Details des im Gehörgang gemessenen Schalldruckverlaufs und des hieraus berechneten Frequenzspektrums hängen von der Sondenkonstruktion sowie von Größe, Gestalt, Wandbeschaffenheit und Abdichtung des Gehörgangs ab. Die Registrierung des akustischen Signals im Restvolumen gibt daher Auskunft über die Güte der Sondenanpassung. Wie in Abb. 3.5 gezeigt ist, wirken sich verschiedene Manipulationen an der Lage der Meßsonde im Gehörgang in charakteristischer Weise auf die Gehörgangsantwort aus. Bei einer korrekten Anpassung liegt die nicht überstehende Gummi- oder Schaumstoffdichtung allseits an den Gehörgangswänden an und die Sondenöffnungen sind auf das Trommelfell gerichtet. In der Gehörgangsregistrierung des Clickreizes spiegelt sich dies als eine kurze, steile Schwingung und ein flaches Spektrum mit nahezu frequenzunabhängiger Intensität wider (Abb. 3.5 A). Dieser Idealfall läßt sich aber nicht in allen Fällen realisieren.

Sitzt die Sonde nicht fest genug im Gehörgang, so ist das Restvolumen möglicherweise nicht abgeschlossen, und es sind starke Veränderungen in Zeitverlauf und Spektrum des Clickreizes zu verzeichnen (Abb. 3.5 B). In dieser etwas offenen Anordnung entweichen vor allem die niedrigen Frequenzen; evozierte Emissionen lassen sich noch nachweisen, wenngleich in etwas modifizierter Form und mit verringerter Amplitude. Eine sehr offene Anpassung der Meßsonde hat einen starken Amplitudenrückgang vor allem der niedrigen Frequenzen und einen Zeitverlauf ohne dominante Initialwelle zur Folge (Abb. 3.5 C). Hier verschwinden die Emissionen nahezu vollständig, weil das offene und dadurch unbegrenzte Gehörgangsvolumen eine zu große akustische Last darstellt.

Auch bei akustisch abgedichtetem Gehörgangsrestvolumen können Meßfehler auftreten, z.B. wenn die Sondenöffnungen gegen die Gehörgangswand gerichtet sind (Abb. 3.5 D) oder wenn die Sondenspitze durch eine überstehende Dichtung verlängert ist (Abb. 3.5 E). In beiden Fällen sind langanhaltende, schnelle Oszillationen und dementsprechend resonanzartige Überhöhungen im Bereich hoher Frequenzen zu beobachten, die EOAE können aber noch registrierbar sein. Häufig lassen sich jedoch solche oder ähnliche Resonanzen auch bei sorgfältigster Sondenplazierung nicht vermeiden.

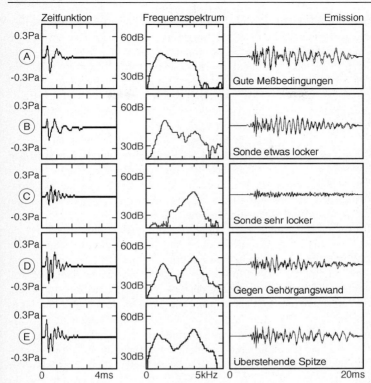

Abb. 3.5 Veränderungen von Zeitverlauf (links) und Spektrum (Mitte) des Clickreizes sowie gemessene TEOAE (rechts) infolge verschiedener Fehler bei der Sondenanpassung. Die gezeigten Kurven wurden an einem willkürlich ausgewählten Ohr gemessen und sind daher nicht repräsentativ

Ziel der Sondenanpassung ist es daher nicht, das Optimum (Abb. 3.5 A) zu realisieren, sondern diesem Optimum möglichst nahe zu kommen.

Das als Gehörgangsantwort bezeichnete Frequenzspektrum der im Restvolumen gemessenen Impulsantwort erteilt nicht nur Auskunft über die Güte der Sondenanpassung. Zusätzlich kann aus ihr unmittelbar abgelesen werden, mit welcher relativen Intensität die einzelnen Frequenzen übertragen werden. Dieses Übertragungsverhalten gilt sowohl für die akustischen Reize als auch für die cochleäre Antwort. Treten in der Gehörgangsantwort tiefe Kerben auf, so sind bei den zugehörigen Frequenzen OAE nur mit verringerter Amplitude oder gar nicht meßbar, selbst wenn Sie vom Innenohr mit großer Intensität erzeugt werden. Im Falle von Resonanzen wird die Amplitude der OAE zu großen Werten verfälscht. Bei der Beurteilung der Meßergebnisse müssen diese Effekte durch Einbeziehung der Gehörgangsantwort berücksichtigt werden.

Nicht unmittelbar an der Gehörgangsantwort zu erkennen ist eine Verstopfung der Druckausgleichsbohrung, deren Durchmesser nur einige Zehntel Millimeter beträgt. Sie führt von der Sondenspitze durch einen dünnen Schlauch über das äußere Ende des Sondenkörpers hinaus. Ihr Zweck besteht darin, das Zustandekommen eines Überdruckes im Gehörgang infolge der Kompression beim Einführen der Sonde zu verhindern. Ein solcher Überdruck würde sich auf die Trommelfellimpedanz und den Übertragungsfaktor des Meßmikrophons auswirken und damit das Meßergebnis verfälschen. Eine undurchlässige Druckausgleichsbohrung macht sich dadurch bemerkbar, daß die Amplitude der OAE verringert ist und innerhalb der ersten Minuten nach Einführung der Sonde durch den langsamen, jetzt über die Gehörgangswände ablaufenden Druckausgleich systematisch um einige dB zunimmt.

Für die Untersuchung spezieller Fragestellungen werden otoakustische Emissionen vereinzelt auch unter dem Einfluß einer contralateralen Beschallung gemessen. Hierfür werden im Prüfohr die EOAE gemessen und dem gegenseitigen Ohr über eine Kopfhörerkapsel oder – zur Verminderung der übergehörten Schalleistung – über Einsteckhörer weißes Rauschen variabler Intensität dargeboten. Um Adaptationseffekte zu vermeiden und um eine genügende Vergleichbarkeit mit der zugehörigen Ruhemessung zu gewährleisten, muß der Wechsel des Geräuschpegels möglichst schnell erfolgen. Idealerweise werden für derartige Meßreihen speziell programmierte Meßabläufe angewendet, bei denen das contralaterale Geräusch während des Mittelungsvorganges innerhalb kurzer Zeitspannen ein- und ausgeschaltet wird und die entsprechenden Daten in verschiedene Speicherbereiche summiert werden.

Signalverarbeitung

Die analoge Verarbeitung des im Gehörgang registrierten Mikrophonsignals besteht aus Verstärkung und Filterung. Gängige Verstärkungsfaktoren liegen je nach Mikrophontyp und den Anforderungen der nachgeschalteten Gerätekomponenten zwischen 10 und 1000. Um Verzerrungen des Meßsignals in engen Grenzen zu halten ist ein hohes Maß an Linearität erforderlich, außerdem muß der Verstärker ein möglichst geringes Eigenrauschen aufweisen. Die Filterung dient zwei verschiedenen Zwecken: zum einen müssen die Störgeräusche, die vorwiegend niedrige Frequenzen aufweisen, durch ein Hochpaßfilter gedämpft werden, zum anderen muß der Frequenzbereich durch einen Tiefpaß nach oben begrenzt werden, um Signalverfälschungen bei der anschließenden Digitalisierung des Meßsignals zu vermeiden. Um beiden Anforderungen gerecht zu werden, wird dem Verstärker ein Bandpaßfilter mit einem Durchlaßbereich von etwa $300 Hz$ bis etwa $10 kHz$ nachgeschaltet.

Die Messung der cochleären Emissionen ist wegen der aus verschiedenen Quellen stammenden Störeinflüsse mit den bekannten Schwierigkeiten des Nachweises eines stark verrauschten Signals behaftet. Die Bewältigung dieser Schwierigkeit mit Hilfe der weiter unten beschriebenen Signalmittelung hat zur Folge, daß die Messung der EOAE einige Minuten oder mehr in Anspruch nimmt. Es ist unwahrscheinlich, daß sich die Meßbedingungen während dieser langen Untersuchungsdauer nicht ändern. Von dem seltenen Sonderfall gleichbleibender Meßbedingungen abgesehen ist es daher sinnvoll, das Gerät mit einer Vorrichtung zur Unterbrechung der Messung zu Zeiten besonders starker Störungen auszustatten. Eine solche Vorrichtung wird als Artefaktunterdrückung bezeichnet. Bei den meisten Geräten beruht sie auf dem Prinzip des Amplitudenvergleichs.

Der im Gehörgang gemessene Schalldruck setzt sich zusammen aus dem akustischen Reiz, seinem passiven Echo, den cochleären Emissionen und dem im Gehörgang vorhandenen Störgeräusch biologischen und externen Ursprungs. Unter stabilen Reizbedingungen sind die drei zuerst genannten Beiträge konstant. Die Gesamtamplitude verändert sich daher nur, wenn das Störgeräusch stärker oder schwächer wird. Die Artefaktunterdrückung sorgt dafür, daß Signalabschnitte der weiteren Datenverarbeitung nur zugeführt werden, wenn sie eine vorgegebene Amplitudenschranke zu keinem Zeitpunkt innerhalb des analysierten Zeitfensters überschreiten. Die Schranke kann variabel sein und somit unterschiedliche tolerierbare Störgeräuschpegel berücksichtigen. In ruhiger Umgebung ist eine niedrige Schranke zu wählen und es kann mit guten, d.h. wenig verrauschten OAE-Ableitungen gerechnet werden (Abb. 3.6 A). In unruhiger Umgebung muß zwangsläufig eine höhere Schranke gewählt werden und das Meßergebnis wird entsprechend schlechter, d.h. stärker verrauscht, ausfallen.

Die Wahl einer zu hohen Artefaktschranke unter ruhigen Bedingungen hat die Konsequenz, daß die Artefaktunterdrückung nur bei sehr starken und dementsprechend seltenen Störungen wirksam wird. Schwache oder mäßig starke Störungen hingegen werden nicht als Artefakt gewertet und tragen ungehindert zur Messung bei. Das Endergebnis wird nach kurzer Meßdauer vorliegen und eine relativ geringe Artefaktzahl aufweisen (Abb. 3.6 A). Wird die Schranke kritischer (d.h. niedriger) eingestellt, so springt die automatische Artefaktunterdrückung häufiger ein, so daß nach derselben Meßdauer weniger Signalabschnitte verwertet wurden. Erst bei Verlängerung der Meßzeit bis zur Erzielung einer vorgegebenen Zahl verwerteter Abschnitte kommt der Vorteil der Selektion zum Tragen. Eine hohe Qualität des Ergebnisses und eine kurze Untersuchungsdauer schließen sich somit gegenseitig aus, es kann aber nicht immer die Qualität auf Kosten der Zeit beliebig gesteigert werden.

Wegen dieser Zusammenhänge ist es erforderlich, die geeignete Artefaktschwelle im Einzelfall dadurch ausfindig zu machen, daß – am besten vor Beginn der Messung – die akustischen Bedingungen eine Weile beobachtet werden und die Schwelle an die obere Grenze des als Dauerzustand erkennbaren Grundgeräuschpegels gelegt wird. Das Vorgehen ist in Abb. 3.6 illustriert: unter günstigen Meßbedingungen wird die vorgegebene Schranke vom Signal nicht überschritten (Abb. 3.6 A). Dennoch sollte sie nicht zu hoch eingestellt werden, damit plötzlich auftretende und nur kurze Zeit wirksame Störungen als solche erkannt werden (Abb. 3.6 B) und zur Verwerfung des Einzelabschnittes führen. Wird die Artefaktschranke häufig oder ständig überschritten (Abb. 3.6 C), so

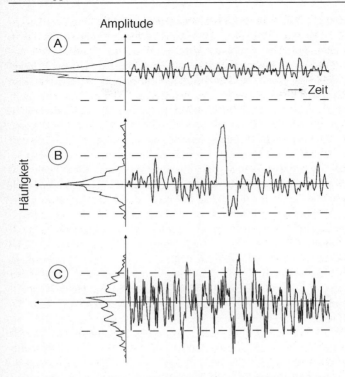

Abb. 3.6 Die Erkennung und Verwerfung von Artefakten beruht auf dem Vergleich der Momentanwerte mit einer vom Untersucher vorgegebenen Toleranzgrenze (rechts). Vom Signalverarbeitungssystem berechnete Amplituden- oder Pegelhistogramme (links) leisten eine wertvolle Hilfestellung bei der Wahl dieser Grenze

schreitet die Messung nicht fort, und es kann ein Nachregulieren erforderlich sein. Mit Hilfe von Amplituden- oder Pegelhistogrammen, wie sie im linken Teil der Abbildung gezeigt sind, läßt sich zwischen Normalzustand und gelegentlich auftretenden Störungen eine deutliche Grenze erkennen.

Mit Hilfe der Artefaktunterdrückung sollen nicht nur plötzlich auftretende vorübergehende Störungen verhindert, sondern nach Möglichkeit auch langsame Änderungen – z.B. infolge zunehmender Unruhe des Patienten – berücksichtigt werden. Hierfür ist es erforderlich, die Artefaktgrenzen während der Messung an die jeweils vorliegende Situation anzupassen. Auch hierfür leisten die in Abb. 3.6 gezeigten Amplitudenhistogramme gute Dienste. Mit nahezu demselben Effekt kann die Apparatur sich auch ohne Mitwirkung des Untersuchers durch selbstregulierende Artefaktgrenzen auf Veränderungen einstellen – solange diese Veränderungen nicht zu schnell erfolgen. Kriterium für die Regelung der Toleranzgrenze ist ebenfalls die in der Amplitudenverteilung zum Ausdruck kommende Signalstatistik. Beispielsweise kann die Lage der Grenze am oberen Quartil dieser Verteilung orientiert werden, d.h. von der Gesamtheit der anfallenden Signalabschnitte wird das Viertel mit den höchsten Amplitudenwerten verworfen. Abschließend ist es nützlich und wichtig darauf hinzuweisen, daß die – manuelle oder automatische – Artefaktunterdrückung nicht dazu geeignet ist, ungünstige Meßbedingungen zu verbessern, sondern daß sie lediglich dazu dient, unter den gegebenen Bedingungen die günstigsten Zeitpunkte für die Aufzeichnung von Daten auszuwählen. Da selbst zu diesen ausgewählten Zeiten das Signal vom Rauschen übertroffen wird, sind die Störeinflüsse für einen sicheren Signalnachweis noch zu stark, so daß weitere Maßnahmen zur Verbesserung des Signal/Rausch-Verhältnisses ergriffen werden müssen.

Ein für diesen Zweck sehr wirksames Verfahren ist die Signalmittelung. Für ihre Anwendung muß das Signal in mehrfacher Ausfertigung vorliegen. Die einzelnen Ausfertigungen bzw. Signalabschnitte setzen sich additiv aus einem konstanten Anteil (dem Nutzsignal) und einer variablen Beimischung (dem Störsignal) zusammen. Sie werden durch wiederholte bzw. anhaltende Stimulation des Ohres gewonnen. Werden n solcher Signalabschnitte summiert, so vergrößert sich die Amplitude des Nutzsignals um den Faktor n. Wenn das dem Signal überlagerte Rauschen die Voraussetzung der Stationarität erfüllt, d.h. wenn sich seine statistischen Eigenschaften wie Frequenzzusammensetzung und Amplitudenverteilung während der gesamten Messung nicht ändern, vergrößert sich die effektive Amplitude des Störsignals durch die Summation zwar ebenfalls, aber nur um den Faktor $\sqrt{n}$ (Abb. 3.7). Das Amplitudenverhältnis von Signal und Rauschen vergrößert sich infolgedessen ebenfalls proportional zu $\sqrt{n}$, d.h. es ist bei vierfacher Mittelung doppelt so

3. Meßapparatur

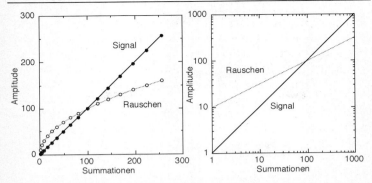

Abb. 3.7 Durch Mittelung bzw. Summation werden unveränderliche (stabile) Signale in größerem Maße verstärkt als Rauschen: während die Signalamplitude linear mit der Zahl von Summationen zunimmt, wächst das Rauschen nur entsprechend einer Wurzelfunktion. Beträgt die effektive Amplitude des ungemittelten Rauschens das zehnfache der (ungemittelten) Signalamplitude, so sind Signal- und Rauschamplitude nach 100 Summationen gleich groß (links). Wird derselbe Sachverhalt in einer doppeltlogarithmischen Darstellung betrachtet (rechts), so tritt die Umkehrung von negativem zu positivem Signal/Rausch-Abstand noch deutlicher hervor. Der Übergang von Summation zu Mittelung bewirkt lediglich eine Maßstabskorrektur, jedoch keine Änderung der Größenverhältnisse

groß wie in der ungemittelten Registrierung, und es verzehnfacht sich nach 100 Mittelungsschritten.

Es läßt sich keine allgemeingültige Aussage darüber machen, wieviele Mittelungen für eine verwertbare OAE-Messung notwendig sind, denn diese Zahl hängt von dem individuell sehr unterschiedlichen Signal/Rausch-Verhältnis des einzelnen Signalabschnittes ab: unterscheiden sich – bei gleicher Störgeräuschbeimischung – die Emissionen zweier Ohren in ihrer Amplitude um einen Faktor zwei (das entspricht einem um $6 dB$ unterschiedlichen Emissionspegel), so ist bei dem Ohr mit den kleineren Emissionen die vierfache Zahl von Mittelungen erforderlich um in beiden Fällen gleich gute Meßergebnisse zu erzielen; weisen andererseits zwei Ohren gleich große Emissionen auf, so wird sich dennoch die Qualität des Meßergebnisses um einen Faktor vier unterscheiden, wenn die effektiven Störgeräuschamplituden um den Faktor zwei voneinander abweichen.

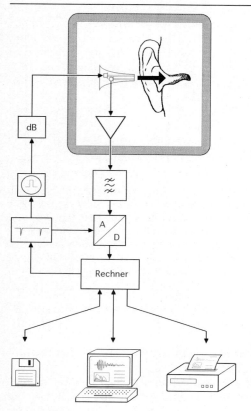

Abb. 3.**8** Prinzipieller Aufbau einer Apparatur zur Messung der transitorisch evozierten otoakustischen Emissionen (TEOAE)

Die Voraussetzungen, unter denen die in Abb. 3.7 wiedergegebene Betrachtung gültig ist, sind bei der Mittelung verrauschter OAE nur näherungsweise erfüllt. Dies gilt in besonders starkem Maße für die grundlegende Annahme eines stationären stochastischen Prozesses, d.h. eines Störgeräusches, dessen statistische Eigenschaften sich über die Gesamtdauer der Messung nicht verändern. Häufig schwanken Frequenzzusammensetzung und vor allem Gesamtamplitude der Störsignale über längere Zeiträume ganz erheblich mit der Folge, daß die Verbesserung des Signal/Rausch-Verhältnisses hinter der theoretischen Vorhersage zurückbleibt – oder gar mit zunehmender Zahl von Mittelungen eine Verschlechterung eintritt. Eine Verbesserung des Signalnachweises läßt sich in diesen Fällen durch eine Wichtung der einzelnen Signalabschnitte erzielen. Ähnlich wie bei der Artefaktunterdrückung – die als ein Spezialfall der gewichteten Mittelung aufgefaßt werden kann – werden dadurch Zeiten günstiger Verhältnisse in stärkerem Maße genutzt als Epochen mit starken Störungen.

Die bisher beschriebenen Grundzüge der Messung evozierter Emissionen beziehen sich sowohl auf transitorisch evozierte Emissionen als auch auf die otoakustischen Distorsionsprodukte. Methodenspezifische Einzelheiten werden in den folgenden Abschnitten für TEOAE und DPOAE getrennt beschrieben. Wenngleich diese Ausführungen weitgehend allgemeine und geräteunabhängige Gültigkeit haben, so sind doch einige der nachfolgend beschriebenen Details für das System *ILO88 / ILO92 Otoacoustic Emission Analyser (Otodynamics Ltd UK)* spezifisch. Diese von *Bray* 1989 als Hardware- und Software-Erweiterung zu einem IBM-kompatiblen DOS-Rechner entwickelte Meßapparatur wird neben anderen ähnlich arbeitenden Systemen in vielen Praxen und Forschungslabors verwendet. Die in diesem Buch wiedergegebenen Ergebnisse und Erfahrungen beruhen nahezu ausnahmslos auf Messungen, die mit der genannten Apparatur gewonnen wurden.

Messung der TEOAE

Der Aufbau einer Apparatur zur Messung der transitorisch evozierten otoakustischen Emissionen (TEOAE) ist schematisch in Abb. 3.8 gezeigt. Die Aufgabe der Apparatur besteht darin, das Ohr durch einen kurzzeitigen Reiz anzuregen und den zeitabhängigen Schalldruckverlauf im Gehörgang unmittelbar im Anschluß an diesen Reiz aufzuzeichnen und zu verarbeiten, um damit einen Nachweis der transitorisch evozierten verzögerten cochleären Emissionen (delayed cochlear emissions) zu ermöglichen.

Reizgebung und Gehörgangssonde

Des akustische Reiz wird mit einem digitalen Signalgenerator erzeugt. Der am häufigsten angewendete Reiz, nämlich der Click, ist in Abb. 3.4 (S. 29) gezeigt. Auf frequenzselektive Weise läßt sich das

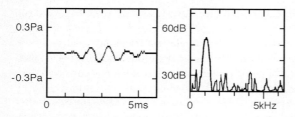

Abb. 3.9 Im Gehörgang gemessener Zeitverlauf eines 1kHz-Tonpulses (links) und zugehöriges Frequenzspektrum (rechts)

Gehör mit einem Tonpuls (Toneburst) reizen. Er besteht aus einer begrenzten Anzahl von sinusförmigen Schwingungen fester Frequenz, die von einer trapezförmigen, aus ansteigender Rampe, Plateau und absteigender Rampe bestehenden Kurve eingehüllt sind (Abb. 3.9).

Während der Click ein *breitbandiger* Reiz ist – d.h. er enthält alle Frequenzen bis etwa $5kHz$ mit einer im Idealfall konstanten Intensität –, ist der Tonpuls sehr viel *frequenzspezifischer*, d.h. das Frequenzspektrum weist nur in der Nähe der gewählten Reizfrequenz eine hohe Schallintensität auf. Für die Beurteilung der Anpassung werden der Zeitverlauf des Reizes und das daraus berechnete Frequenzspektrum herangezogen. Sie sind von den Wandlern und der Akustik im Gehörgangsrestvolumen abhängig. Dies gilt für den Click in viel stärkerem Maße als für den Tonpuls. Bei frequenzselektiven Reizen ist aber die Entstehung stehender Wellen in Betracht zu ziehen, die bei Frequenzen von $3kHz$ und darüber oftmals unvermeidbare Resonanzen in der Gehörgangsantwort zur Folge hat (Lambda-Viertel-Resonanz).

Für die Angabe des Reizpegels von Click und Tonpuls existieren mehrere Möglichkeiten und Konventionen. Während der Pegel von Reizen längerer Dauer problemlos anhand der Amplitude bzw. ihres Effektivwertes definiert und gemessen werden kann, ist dies bei Kurzzeitreizen nicht möglich. In den meisten Fällen wird die Stärke kurzer Schallpulse durch ihre auf den Referenzwert von $20\mu Pa$ bezogene und in *dB* umgerechnete Maximalamplitude charakterisiert. Die Pegelangabe erhält dann den Zusatz *SPL* (Sound Pressure Level), und durch die Ergänzung *p.e.* (peak equivalent) wird darauf hingewiesen, daß dieser Angabe der Maximalwert zugrunde liegt. Die kurze Dauer des Reizes und die Länge der Reizpausen bringen es mit sich, daß die subjektiv empfundene Lautstärke sehr viel geringer ist als bei einem Dauerton derselben Amplitude. Um vom *dB SPL p.e.*-Wert zu einer Angabe zu gelangen, die für die Hörempfindung relevant ist (Hearing Level, *HL*), ist eine psychoakustische Eichung mit normalhörenden Probanden nötig. Hierbei zeigt sich, daß für die üblichen Reizparameter des Clicks (Dauer 80 bis $120\mu s$, Reizfolgerate 20 bis $40 Hz$) eine Korrektur von etwa $30 dB$ angebracht werden muß (d.h. $80 dB$ *SPL p.e.* ≈ $50 dB$ *HL*). Demzufolge ist ein Clickpegel von $30 dB$ *SPL p.e.* für Normalhörende gerade eben hörbar.

Die räumliche Anordnung der Gehörgangssonde und ihre Abdichtung läßt nur ein sehr kleines und zudem sehr variables wirksames Restvolumen für die Ausbreitung des akustischen Reizes übrig. Mit ein und derselben Verstärkereinstellung ergeben sich daher in verschiedenen Gehörgängen – unter Umständen bei wiederholter Messung auch im selben Gehörgang – sehr unterschiedliche Reizintensitäten. Anders als bei der Reizgebung über Kopfhörer läßt sich der effektive Reizpegel nur durch eine *in situ*-Messung genügend exakt bestimmen. Diese Reizpegelmessung erfolgt zunächst vor Beginn der eigentlichen Datenerfassung, das Ergebnis wird dem Untersucher angezeigt. Durch eine Veränderung der Reizverstärkung in kleinen Schritten kann der Istwert dem Sollwert angenähert werden. Für diese Pegelangleichung steht bei manchen Geräten ein automatisch kontrollierter Regelkreis zur Verfügung.

Während der Erfassung und Mittelung der Daten wird die aktuelle Reizintensität in regelmäßigen Abständen nachgemessen. Nur bei konstantem Reizpegel ist die Durchführung der Signalmittelung sinnvoll. Weil sich die Reizbedingungen mit dem Reizpegel nicht vollständig erfassen lassen, werden zusätzlich Wellenform und Spektrum des im Gehörgang registrierten Reizes überwacht. Dadurch entgehen dem Untersucher auch solche Veränderungen der Reizgebung nicht, bei denen beispielsweise trotz gleichbleibendem Pegel Nachschwingungen und Resonanzen auftreten (etwa infolge geringfügiger Verschiebungen der Sonde oder nachlassender Abdichtung des Gehörgangs). Es ist daher sinnvoll, die den Reizverlauf beschreibende Zeitfunktion in kurzen und regelmäßigen Zeitabständen mit der vor Beginn der Messung registrierten Referenzkurve zu vergleichen. Der aus den zwei Kurven berechnete Korrelationskoeffizient beträgt im Idealfall exakt gleicher Kurven 1.00 (bzw. 100%), er kann aber prinzipiell Werte bis hinab zu -1.00 (bzw. -100%) annehmen (nämlich bei exakt gegenphasigen Kurven). Aus einem hohen und über die gesamte Untersuchungsdauer konstanten Wert dieser als Stabilität bezeichneten Zahl kann auf stabile Verhältnisse bei der Reizgebung geschlossen werden. Da Reizgebung und Signalerfassung in derselben Sonde fest miteinander gekoppelt sind, kann aus einer hohen Stabilität der *Reiz*bedingungen auch auf konstante *Meß*bedingungen geschlossen werden.

Die Verwendung des Korrelationskoeffizienten aus zwei Gehörgangsantworten als Kriterium für die Stabilität der Reizbedingungen ist nützlich und wirkungsvoll, sie hat aber auch ihre Grenzen: der im Gehörgang gemessene Schalldruck wird bei starken Reizintensitäten zwar vom Reizsignal dominiert, er wird aber immer auch von Störgeräuschen beeinflußt. Bei nur mäßig starken oder schwachen Reizen *kann* das Stabilitätskriterium gar nicht hohe Zahlenwerte annehmen, weil es als Korrelationskoeffizient aus stark verrauschten Signalen berechnet wurde. Diese Situation tritt häufig und selbst unter ruhigen Bedingungen bei der Messung von OAE bei Säuglingen und Kleinkindern auf, weil die miniaturisierten Gehörgangssonden nur einen niedrigen Reizpegel abgeben. Weiterhin muß bedacht werden, daß der Korrelationskoeffizient auf ausschließliche Amplitudenänderungen, wie sie z.B. bei dem oben beschriebenen Druckausgleichseffekt auftreten, unempfindlich ist. Ändert sich also aus irgendwelchen Gründen die Amplitude des Reizes ohne daß die innere Form der Zeitfunktion beeinträchtigt wird, so zeigt das auf der Korrelation beruhende Stabilitätskriterium diese Änderung nicht an.

Signalverarbeitung

Ausgangsmaterial für die Gewinnung der TEOAE sind die vom Sondenmikrophon registrierten zeitlich begrenzten Signalabschnitte, deren Beginn in einer festen Zeitbeziehung zur Reizgebung steht (Zeitfenster z.B. von Reizbeginn bis $20\,ms$ post-Stimulus), und die in digitalisierter Form dem Rechner zugeführt werden. Die digitale Verarbeitung dieser Signalabschnitte besteht im wesentlichen aus der Artefaktüberprüfung und der Mittelung. Weitere Verarbeitungsverfahren (Berechnung von Spektren, Filterung, Fensterfunktionen) können wahlweise auf das Zwischenergebnis oder die fertigen OAE-Kurven angewandt werden und sind daher der Auswertung zuzurechnen. Sie werden in Kap. 4 beschrieben.

Die oben beschriebene automatische Artefaktunterdrückung bewirkt eine Unterbrechung der Messung zu Zeiten ungünstiger Meßbedingungen. Es obliegt allein dem Untersucher, dieses Hilfsmittel durch richtige Steuerung der Artefaktschranke optimal zu nutzen, da die Amplituden von Signal und Rauschen individuell sehr stark variieren und infolgedessen eine allgemeingültige Voreinstellung der Amplitudengrenze nicht möglich ist. Bei der Wahl und Nachregelung der Schranke muß der quadratische Zusammenhang zwischen Störgeräuschamplitude und erforderlicher Mittelungszahl berücksichtigt werden: eine Verdoppelung der Amplitude kann erst durch eine viermal so lange Meßdauer kompensiert werden. Es wäre günstig, wenn nicht die effektive Signalamplitude (die i.a. vorwiegend aus Störanteilen besteht), sondern ihr Quadrat angezeigt würde (leider ist diese Option in keinem der kommerziell erhältlichen Geräte verfügbar).

Poststimulatorische OAE sind grundsätzlich vom Reizsignal überlagert, dessen Amplitude die der restlichen Signalanteile um Größenordnungen überragt. Nur durch eine zeitlich selektive Amplitudenkontrolle kann vermieden werden, daß *alle* gemessenen Signale als artefaktbehaftet eingestuft und verworfen werden. Der für den Amplitudenvergleich relevante Zeitbereich (reject area) beginnt beim Click typischerweise etwa 4*ms* nach Reizbeginn (Abb. 3.10). Seine Begrenzung muß an die jeweilige Situation angepaßt werden: bei hohen Reizpegeln und bei Reizen größerer Dauer ist sie nach rechts, bei schwächeren oder kürzeren Reizen nach links zu verschieben. Außer dem eigentlichen Reiz sind auch seine Nachschwingungen zu beachten. Eine ungünstig gesetzte Zeitbegrenzung ist daran zu erkennen, daß die Artefaktunterdrückung trotz offensichtlich nur schwacher und stabiler Störsignalbeimischungen permanent anspricht.

Alle von der Artefaktkontrolle zugelassenen Signalabschnitte werden punktweise aufsummiert. Das Ergebnis ist eine zeitabhängige Kurve, die dieselbe Zeitspanne umfaßt wie die einzelnen Si-

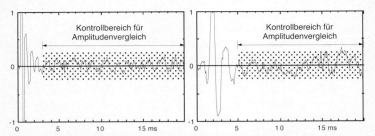

Abb. 3.10 Die richtige Wahl des für die Artefaktkontrolle genutzten Zeitbereichs muß sich an Dauer und Amplitude des Reizes orientieren. Anders als hier gezeigt wird der Reizartefakt normalerweise ausgeblendet und ist daher nicht zu sehen

gnalabschnitte und deren Amplitude im Verlauf der Messung anwächst. Für die Maßstabskorrektur wird jeder Zahlenwert dieser Kurve nach vollendeter Summation durch die Zahl der Summationen dividiert. Dadurch wird der Übergang von der Summen- zur Mittelwertkurve vollzogen und die Vergleichbarkeit der Amplitude von Kurven, die aus unterschiedlich vielen Einzelantworten hervorgegangen sind, wiederhergestellt.

Die Auswirkung der Signalmittelung auf die Amplituden von Signal und Rauschen ist in Abb. 3.11 veranschaulicht. Der reizbezogene Anteil (physiologisches und mechanisches Echo) vergrößert sich durch die Addition vieler Signalabschnitte in sehr viel stärkerem Maße als die vom Reiz unabhängigen und daher nicht synchronisierten Beiträge stochastischer Signalquellen, d.h. die reizkorrelierten Signalanteile treten mit zunehmender Zahl von Mittelungen immer deutlicher aus dem Störgeräusch hervor.

Die bei der praktischen TEOAE-Messung vorliegenden Signal/Rausch-Verhältnisse machen eine 500- bis 2000-fache Mittelung erforderlich. Dies entspricht einem Störsignalbefreiungsgewinn von 27 bis $33 dB$ und einem Zeitbedarf von 10 bis $40 s$. In besonders günstigen Fällen (starke Emissionen und/oder wenig Störeinflüsse) sind die Emissionen auch bei weniger Mittelungsschritten sicher nachweisbar, in anderen Fällen muß länger gemittelt werden. Die vom Gerät vorgegebene Zahl von Mittelungen kann nur ein Richtwert sein, in vielen Einzelfällen *darf* und in einigen *muß* von ihr abgewichen werden.

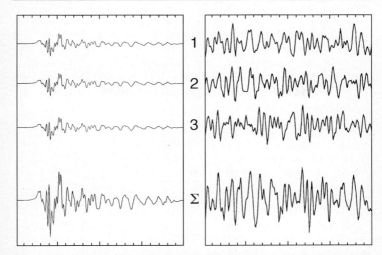

Abb. 3.**11** Prinzip der Signalmittelung: durch Summation vieler im Gehörgang registrierter zeitabhängiger Schalldrucksignale werden die unveränderlichen reizkorrelierten Emissionen (links) in größerem Ausmaß verstärkt als das rechts gezeigte Störgeräusch. Die Ausblendung der ersten Millisekunden in der linken Bildhälfte bewirkt eine rein visuelle Eliminierung des Reizartefaktes

Es ist nach den vorangegangenen Erläuterungen nachvollziehbar, daß der Signalmittelung ein einfach zu beschreibendes Selektionskriterium zugrunde liegt: in der Weise, wie sich die Amplituden addieren, unterscheiden sich die Emissionen vom Rauschen. Im nächsten Abschnitt wird von einem ähnlichen Kriterium Gebrauch gemacht: in der Weise, wie sich die bei verschiedenen Reizpegeln auftretenden Amplituden addieren, unterscheiden sich die Emissionen vom Reizartefakt.

Nichtlineare Reizsequenz

Die Signalmittelung trägt zur selektiven Verstärkung reizkorrelierter Signale gegenüber dem Hintergrund stochastischer Störungen bei. Sie ist *nicht* etwa dazu in der Lage, physiologische von artifiziellen Signalen zu unterscheiden und bewirkt daher eine relative Verstärkung *sowohl* für das aktive (cochleäre) *als auch* für das passive (mechanische) Echo. Letzteres kann wegen der vergleichsweise hohen Reizintensitäten zumindest im ersten Teil des poststimulatorischen Zeitfensters durchaus überwiegen und den Nachweis der TEOAE erschweren oder verhindern. Um das unerwünschte passive Echo von den Reizantworten physiologischen Ursprungs zu trennen, muß ein systematisches Unterscheidungsmerkmal gefunden und genutzt werden. Ein solches Unterscheidungsmerkmal ist die Nichtlinearität der physiologischen Antwort.

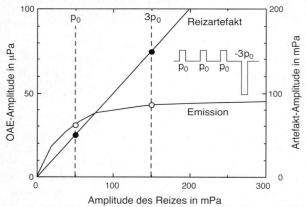

Abb. 3.**12** Ausnützung der Nichtlinearität der physiologischen TEOAE-Antwort zur Trennung von dem zur Reizamplitude proportionalen mechanischen Echo mit Hilfe einer aus Reizen verschiedener Amplitude bestehenden Sequenz

Wie in Abb. 3.12 dargestellt ist, wächst das passive Echo *linear* mit der Stärke des auslösenden Reizes, während die Amplitude des aktiven Echos bei stärker werdendem Reiz infolge des Sättigungseffektes immer weniger zunimmt. Ein Reiz dreifacher Amplitude ruft – verglichen mit dem einfachen Reiz – das dreifache *passive* Echo, aber weit weniger als das dreifache *aktive* Echo hervor. Die Verwendung einer speziellen Reizsequenz (nonlinear stimulus block), bestehend aus einer Folge von drei Reizen gleicher Amplitude und einem vierten Reiz dreifacher Amplitude (das entspricht einem um etwa $10 dB$ höheren Pegel) umgekehrter Polarität, ermöglicht die Trennung von aktivem und passivem Echo: die Summation der auf diese vier Reize folgenden Signalabschnitte löscht das passive Echo in der gemittelten Antwort nahezu vollständig aus. Die physiologi-

3. Meßapparatur

sche Antwort, also die evozierte otoakustische Emission, bleibt aufgrund ihrer gekrümmten Eingangs-Ausgangs-Charakteristik teilweise erhalten, wenn die Antworten auf alle vier Reize aufsummiert werden. Das *Verhältnis* der Amplituden von cochleärer Emission und Artefakt wird dadurch günstiger, daß mit Hilfe der gezielten Addition von Einzelantworten die TEOAE *geringfügig* und die Artefakte *stark* abgeschwächt werden. Eine *vollständige* Unterdrückung des Reizartefaktes gelingt damit allerdings nicht, da auch der Gehörgang sich den akustischen Reizen gegenüber nur näherungsweise linear verhält.

Die Verwendung einer nichtlinearen Reizsequenz hat außer der Verringerung des akustischen Reizartefaktes weitere Konsequenzen, die bei der Interpretation der Messungen berücksichtigt werden müssen: das untersuchte Ohr wird in schneller Folge mit verschieden starken Reizen stimuliert, die sich im Pegel um beispielsweise $10 dB$ unterscheiden. Es wird also nicht die für einen *festen* Reizpegel typische Antwort des Ohres erfaßt, sondern die Abweichung der bei *verschiedenen* Reizpegeln erfolgenden Antworten von der Linearität. Grundsätzlich beinhaltet dies die Möglichkeit, daß auch von einem normalhörenden Ohr kein oder nur ein sehr schwaches cochleäres Signal gemessen wird, nämlich dann, wenn die Eingangs/Ausgangs-Kennlinie des untersuchten Ohres im gewählten Reizpegelintervall linear verläuft. Wenngleich dies bei den üblichen Reizpegeln und einer Pegeldifferenz von etwa $10 dB$ sehr unwahrscheinlich ist, so läßt es sich doch nicht allgemein ausschließen. In Zweifelsfällen läßt sich darüber Klarheit verschaffen, indem eine Messung *ohne* die nichtlineare Reizsequenz durchgeführt wird. Wegen der Dominanz des initialen Reizartefaktes sollten von einer solchen Registrierung aber nur die späten Antwortkomponenten beachtet werden.

Das Ergebnis einer TEOAE-Messung besteht aus einer Kurve, die sich aus der Mittelung der einzelnen Signalabschnitte ergibt. Diese Kurve gibt in Abhängigkeit von der seit Beginn des akustischen Reizes verstrichenen Zeit den mittleren Schalldruck im Gehörgang wieder. Bei Verwendung der nichtlinearen Reizsequenz tragen zu dieser Kurve die Antworten auf die kleinen Reize *und* auf den großen umgepolten Puls bei. Die Gesamtzahl der Reize ist dann immer ein Vielfaches der Zahl von Reizen innerhalb einer Sequenz.

Diese Zahl von Reizsequenzen (nicht die Anzahl der Einzelreize) wird von handelsüblichen Geräten als die Anzahl der Mittelungsschritte angegeben.

Reproduzierbarkeit

Die Mittelung verrauschter Signale bewirkt eine Verringerung, aber keine vollständige Beseitigung des Rauschens. Die Amplitude des im Meßergebnis grundsätzlich vorhandenen Restrauschens hängt vom Ausmaß der Störgeräusche und von der Zahl der Mittelungsschritte ab. Es gibt keine allgemeingültige Vorschrift, mit deren Hilfe an einem *einzelnen* Mittelungsergebnis zwischen cochleärer Antwort und gemitteltem Störgeräusch unterschieden werden könnte. Nach *zweimaliger* Messung der TEOAE unter unveränderten Meßbedingungen läßt sich aber überprüfen, ob die beobachtete Kurvenform reproduzierbar ist. Weil die wiederholte Mittelung von externen Störgeräuschen nur mit verschwindend geringer Wahrscheinlichkeit ein reproduzierbares Ergebnis bringen würde, läßt sich mit Hilfe von Teilmittelwerten und ihrer Reproduzierbarkeit sehr zuverlässig zwischen reizkorrelierten Signalen, z.B. cochleären Emissionen, und Restrauschen unterscheiden.

Für den Untersucher wäre es zu umständlich, jede Messung zweimal durchzuführen und die Ergebnisse nachträglich miteinander zu vergleichen. Einfacher ist es, die zwei Teilmittelwerte in einem Zeittaktverfahren *automatisch* zu messen, indem die Mikrophonsignale nach aufeinanderfolgenden Reizsequenzen abwechselnd in zwei verschiedene Speicherbereiche summiert werden. Die zwei quasi-simultan gemessenen Kurven für die *Response Waveform*, in Abb. 3.13 mit A und B bezeichnet, können dann miteinander verglichen und bei Bedarf in eine Gesamtmittelwertkurve umgerechnet werden. Die quasi-simultane Erzeugung zweier Meßkurven hat zusätzlich gegenüber zwei nacheinander durchgeführten Messungen den Vorteil der besseren Vergleichbarkeit, da sich langsame Veränderungen der Meßbedingungen (zunehmende Unruhe des Patienten oder der Umgebung) in beiden Kurven in der gleichen Weise niederschlagen.

3. Meßapparatur

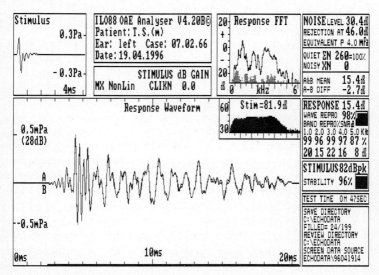

Abb. 3.13 Dokumentation des Ergebnisses einer TEOAE-Messung an einem normalhörenden Ohr

Die in Abb. 3.13 gezeigten Teilmittelwertkurven – von denen die ersten 2.5ms zur Beseitigung des Reizartefaktes rechnerisch ausgeblendet wurden – sind einander so ähnlich, daß sie fast vollständig miteinander zur Deckung kommen. Diese hohe Reproduzierbarkeit drückt sich quantitativ in dem automatisch berechneten Korrelationskoeffizienten aus, der in einem der rechts dargestellten Felder mit „WAVE REPRO 98%" angegeben ist. Es ist zwar nicht ausgeschlossen, daß auch *ohne* physiologische Reizantworten eine so hohe Reproduzierbarkeit zustande kommt, aber es ist – von der Auswirkung eines Reizartefaktes abgesehen – extrem unwahrscheinlich. Mit Hilfe einer digitalen Filterung der Daten kann die Reproduzierbarkeit nach Frequenzbändern aufgeschlüsselt werden (BAND REPRO). Dies erteilt Auskunft darüber, ob der reproduzierbare Anteil der gemessenen Kurve vorwiegend aus niedrigen, mittleren oder hohen Frequenzen besteht.

Dokumentation

Außer den Teilmittelwertkurven und ihrer Reproduzierbarkeit müssen weitere Kurven und Zahlen betrachtet werden, um Meßbedingungen und Meßergebnis richtig beurteilen zu können. Voraussetzung für eine zuverlässige TEOAE-Messung ist die stabile Plazierung der Sonde im Gehörgang, denn eine Veränderung der Reizbedingungen hat eine Veränderung des Signals und damit die Verletzung der Grundvoraussetzung für die Anwendung des Mittelungsverfahrens zur Folge. Zur Charakterisierung der Stabilität der Reizbedingungen kann – mit den oben erläuterten Einschränkungen – der Korrelationskoeffizient aus der ersten und letzten Gehörgangsantwort herangezogen werden. Im Beispiel von Abb. 3.13 beträgt dieser mit STABILITY bezeichnete Koeffizient 96%.

Über das Verhalten *während* der Messung kann nur eine *online*-Überwachung der Reiz- und Meßparameter Auskunft geben. Nach Beendigung des Mittelungsvorgangs kann die zeitliche Entwicklung dieser Parameter graphisch dargestellt werden (kleines Diagramm neben der Angabe „STABILITY 96%"). Unter günstigen Bedingungen behält der mit der Reizstabilität zusammenhängende Korrelationskoeffizient während der gesamten Meßdauer gleichmäßig hohe Werte bei, die Zwischenergebnisse für die aus den jeweils vorliegenden Teilmittelwerten berechnete Reproduzierbarkeit müssen, falls reproduzierbare Signalkomponenten vorhanden sind, stetig zunehmen und gegen Ende der Messung asymptotisch in den Endwert einmünden (kleines Diagramm neben der Angabe „WAVE REPRO 96%").

Der ebenfalls im rechten Teil von Abb. 3.13 angegebene Reizpegel („STIMULUS 82 dB pk") ist das Ergebnis einer *einmaligen*, meistens vor dem Beginn der Mittelung durchgeführten Messung. Die Pegelangabe ergibt sich aus der maximalen Schalldruckdifferenz (des *schwächeren* Reizes, falls mit der nichtlinearen Reizsequenz gearbeitet wird) in der Zeitfunktion des Reizes und ist auf $20\,\mu Pa$ bezogen. Die Konstanz des Reizpegels kann mit numerischen oder graphischen Hilfsmitteln (in Abb. 3.13 nicht gezeigt) kontrolliert werden.

In der rechten oberen Ecke von Abb. 3.13 sind die Angaben zu finden, die mit dem tatsächlichen und dem von der Artefaktunterdrückung zugelassenen Störgeräusch zusammenhängen. In keinem der insgesamt 260 gemittelten Signalabschnitte wurde die bei 4.0 mPa (entsprechend einem Schallpegel von 46.0 $dB\ SPL$) eingestellte Amplitudengrenze überschritten („QUIET ΣN = 100%", „NOISY XN = 0"), der mittlere Störgeräuschpegel betrug 30.4 $dB\ SPL$. Im Kasten unter diesen Angaben ist abzulesen, daß die aus dem Gesamtmittelwert berechnete effektive Amplitude (Wurzel aus der Varianz) einem Schallpegel von 15.4 $dB\ SPL$ entspricht (A&B MEAN) und daß sich aus der Differenz A-B der Teilmittelwertkurven für den Pegel des wirksamen Restrauschens ein Schätzwert von −2.7 $dB\ SPL$ berechnen läßt (A-B DIFF). Die Berücksichtigung dieses Restrauschens führt zu einer korrigierten Amplitude (RESPONSE 15.4 dB SPL), die in dem gezeigten Beispiel wegen der Geringfügigkeit des Restrauschens nicht von der unkorrigierten Amplitude abweicht.

Die TEOAE-Zeitfunktionen können mit Hilfe der Fast Fourier Transformation (FFT) in den Frequenzbereich umgerechnet werden, wodurch sich die am oberen Rand von Abb. 3.13 dargestellten Spektren ergeben (Response FFT). Durch geeignete Kombination von Real- und Imaginärteil der komplexen Datenfelder, die als Ergebnis der Transformation aus den Teilmittelwertkurven A und B entstehen, können zwei verschiedene, in Abb. 3.13 hell und schattiert wiedergegebene, Anteile gewonnen werden (Kreuzleistungsspektren). Das helle Emissionsspektrum entspricht der kohärenten, in beiden Teilmittelwerten gemeinsam auftretenden Intensität, die schattierte Fläche gibt die Intensität des Rauschens wieder. Aus den Spektren können die Beiträge einzelner Frequenzen zum Gesamtsignal abgelesen werden. Ein reproduzierbares reizkorreliertes Signal liegt genau dann vor, wenn das helle Spektrum die dunkle Fläche überragt. Zusätzlich wird für fünf Frequenzbänder das in Dezibel umgerechnete Verhältnis von Signal zu Rauschen numerisch angegeben (dritte Zeile unter „BAND REPRO").

Bei der Messung der TEOAE spielen gelegentlich auch die *spontanen* Emissionen (SOAE) eine Rolle, weil die SOAE durch einen akustischen Reiz ausgelöst und synchronisiert werden können (getriggerte SOAE). Insofern sind sie im strengen Sinne nicht wirklich spontan, sie unterscheiden sich aber von den üblicherweise als transitorisch evoziert bezeichneten Emissionen durch eine längere Lebensdauer, d.h. sie sind bis zu 100*ms* nach der Stimulation noch nachweisbar. Ihre Existenz kann mit einem Meßverfahren festgestellt werden, das dem für die TEOAE sehr ähnlich ist: durch einen mit niedriger Wiederholrate dargebotenen Clickreiz werden SOAE ausgelöst und in einem langen Zeitfenster (etwa 100*ms*) registriert und analysiert. Ergebnis der Messung sind die aus der Mittelung von Zeitsignalen erhaltenen Kreuzleistungsspektren. Die Existenz diskreter Regionen hoher Intensität in diesem Spektrum zeigt das Vorhandensein synchronisierter spontaner Emissionen an. Bei der üblichen TEOAE-Messung mit hoher Reizrate und kurzem Zeitfenster können sich die langlebigen getriggerten spontanen Emissionen mit den kurzlebigen cochleären Echosignalen überlagern und so das Meßergebnis verfälschen.

Messung der DPOAE

Die im vorangegangenen Abschnitt behandelten TEOAE gehören im weiteren Sinne zu den Stimulus-Frequenz-Emissionen (SFOAE), d.h. akustischen Signalen cochleären Ursprungs, deren Frequenz mit der Frequenz des Reizes übereinstimmt. Stimulus-Frequenz-Emissionen werden üblicherweise aber nicht mit Kurzzeitreizen, sondern mit Dauertönen erzeugt, ihr Nachweis ist dann aber schwieriger, weil Reiz und Antwort *gleichzeitig* vorliegen. Bei der Registrierung der *verzögerten* TEOAE liegen Reiz und Antwort in verschiedenen Zeitbereichen und lassen sich dadurch voneinander trennen. Eine Diskrimination von Reiz und Antwort ist auch bei *gleichzeitigem* Vorliegen möglich, wenn diese sich in der *Frequenz* unterscheiden. Aus diesem Grunde werden für die Untersuchung perstimulatorischer OAE keine SFOAE, sondern die otoakustischen Distorsionsprodukte (DPOAE oder kurz DP) herangezogen. Die Frequenzen der verschiedenen bei der Reizung mit zwei Dauertönen entstehenden Distorsionsprodukte liegen abseits der Reizfrequenzen, so daß im *Frequenzbereich* eine Trennung von Reiz und Antwort möglich ist, analog zur Trennung im *Zeitbereich* bei den verzögerten Emissionen (Abb. 3.14).

Distorsionen oder Verzerrungen entstehen sowohl in technischen als auch in physiologischen Systemen bei der Verarbeitung von zeitabhängigen Signalen, wenn die Kennlinien, welche den Zu-

3. Meßapparatur

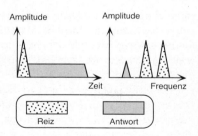

Abb. 3.14 Die Trennung zwischen Reiz und Antwort geschieht bei der Messung von TEOAE im Zeitbereich (links), bei der Messung von DPOAE dagegen im Frequenzbereich (rechts)

sammenhang zwischen den Amplituden von Eingangs- und Ausgangssignal wiedergeben, von einer Geraden abweichen (Nichtlinearität). Dem Audiologen vertraut sind die Verzerrungen, die in der Hörgerätetechnik als Begleiterscheinung einer nichtlinearen Verstärkerkennlinie auftreten – etwa bei der automatischen Verstärkungsregelung oder der Spitzenbegrenzung. Sie haben zur Folge, daß das Ausgangssignal des Gerätes Frequenzen aufweist, die im Eingangssignal nicht enthalten sind.

Aus der Psychoakustik ist bekannt, daß auch bei der Signalverarbeitung im Gehör nichtlineare Effekte eine Rolle spielen. Diese äußern sich z.B. so, daß bei Reizung eines Ohres mit einem Gemisch zweier Reintöne der subjektive Eindruck eines oder mehrerer zusätzlicher Töne entsteht (Kombinationstöne). Die Nichtlinearität bewirkt also hier, daß das Ohr zwei genügend nah beieinander liegende Frequenzen nicht unabhängig voneinander verarbeiten kann. Es hat sich weiterhin gezeigt, daß Verzerrungen aufgrund nichtlinearer Effekte nicht nur in der subjektiven Wahrnehmung, sondern auch in den meßbaren Ausgangssignalen des Ohres feststellbar sind. Hierauf beruht die Messung der DPOAE.

Die mathematische Behandlung des Problems mit Hilfe einer Potenzreihenentwicklung und unter Verwendung der für trigonometrische Funktionen gültigen Rechenregeln liefert das Ergebnis, daß im Ausgangssignal des Ohres unter bestimmten Voraussetzungen neben den Primärfrequenzen f_1 und f_2 der zwei Reiztöne weitere Frequenzen enthalten sind: der Größe nach geordnet bewirken die unsymmetrischen (quadratischen) Verzerrungen Beimischungen mit den Frequenzen $f_2 - f_1$, $2f_1$, $f_2 + f_1$ und $2f_2$, die symmetrischen (kubischen) Verzerrungen liefern Signalkomponenten mit den Frequenzen $2f_1 - f_2$, $2f_2 - f_1$, $3f_1$, $2f_1 + f_2$, $2f_2 + f_1$ und $3f_2$. Viele dieser theoretisch möglichen Kombinationstöne sind in den Emissionen von Versuchstieren und Menschen nachgewiesen worden. Für die Funktionsprüfung des Gehörs beschränkt man sich wegen ihrer relativ guten Nachweisbarkeit meist auf die *kubischen Distorsionsprodukte* mit den Frequenzen $2f_1 - f_2$ und $2f_2 - f_1$, und unter diesen wiederum auf das erstere, weil es die größte Amplitude aufweist. Die Formel $f_{DP} = 2f_1 - f_2$ hat die anschauliche Bedeutung, daß die Frequenz f_{DP} des Distorsionsproduktes um den Differenzbetrag der Primärfrequenzen unterhalb der der beiden Primärtöne liegt (also $f_{DP} = f_1 - (f_2 - f_1)$ falls $f_2 > f_1$).

Den prinzipiellen Aufbau einer Apparatur zur Messung der DPOAE zeigt Abb. 3.15. Der aus zwei in Frequenz und Intensität getrennt einstellbaren Dauertönen bestehende Stimulus wird von zwei Frequenzgeneratoren erzeugt und über getrennte Abschwächer und Lautsprecher dem Ohr zugeführt. Die getrennte Erzeugung, Dämpfung und Wandlung der zwei Reiztöne verringert die Wahrscheinlichkeit dafür, daß der akustische Reiz bereits innerhalb der *technischen* Komponenten verzerrt wird und somit nichtlineare Effekte physiologischen Ursprungs überdeckt werden. Außer den zwei Hörern enthält die im Gehörgang befindliche Meßsonde ein Miniaturmikrophon, mit welchem das im Gehörgang vorliegende akustische Signal registriert wird. Zur weiteren Verarbeitung wird dieses Analogsignal verstärkt, gefiltert und digital gewandelt.

Zur digitalen Verarbeitung des Mikrophonsignals gehören die Mittelung und die Transformation vom Zeitbereich in den Frequenzbereich (Fourier-Transformation). Das Ergebnis hängt von der Reihenfolge dieser zwei Operationen ab: wird aus dem einzelnen Signalabschnitt zunächst ein Spektrum berechnet und anschließend über viele Spektren punktweise der Mittelwert berechnet, so wird mit zunehmender Anzahl von Mittelungsschritten das Spektrum des Umgebungsgeräusches geglättet, nicht aber die Intensität des Rauschens verringert.

Die umgekehrte Reihenfolge – nämlich die Transformation des im Zeitbereich gemittelten Signals – bewirkt eine echte Verringerung des Störgeräusches und verbessert damit das Signal/Rausch-Verhältnis. Sie erfordert aber eine zusätzliche Synchronisation zwischen Reizgebung und Signalerfassung. Die Summation verschiedener Abschnitte des kontinuierlich vorliegenden Zeitsignals führt

3. Meßapparatur

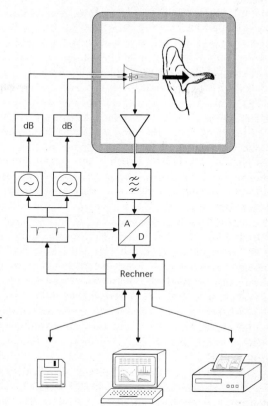

Abb. 3.15 Prinzipieller Aufbau einer Apparatur zur Messung der otoakustischen Distorsionsprodukte (DPOAE)

nämlich nur dann zu einer konstruktiven Überlagerung der Wellen, wenn deren Phasenlage innerhalb des analysierten Zeitfensters unverändert ist. Die Synchronisation sorgt für eine definierte und konstante zeitliche Beziehung zwischen den Phasen von f_1 und f_2 einerseits und zwischen den Reizphasen und der Signalanalyse andererseits.

Für die Durchführung einer DPOAE-Messung müssen Reiz- und Meßparameter gewählt und eingestellt werden. Der Reiz besteht aus zwei gleichzeitig dargebotenen kontinuierlichen Sinustönen, die in Frequenz und Intensität variabel sind. Die Amplitude der Distorsionsprodukte hängt empfindlich von den Frequenzen (f_1, f_2)

und Pegeln (L_1, L_2) sowie vom Frequenzverhältnis f_2/f_1 und der Pegeldifferenz $L_1 - L_2$ der Reiztöne ab. Bei hohen Reizpegeln hat sich ein Frequenzverhältnis von $f_2/f_1 \approx 1.2$ und eine Pegeldifferenz von $L_1 - L_2 \leq 6dB$ als optimal erwiesen. Für Messungen bei niedrigeren Reizpegeln muß der Abstand zwischen L_1 und L_2 vergrößert und die Differenz der Reizfrequenzen verringert werden, um möglichst große Antwortamplituden zu erzielen (Pegelschere). Für klinische Untersuchungen bei hohen Reizpegeln (z.B. $70dB\ SPL$) werden meistens Primärtöne gewählt, deren Frequenzen sich um einen Faktor 1.2 unterscheiden und deren Schalldruckpegel einander gleich sind. Es bestehen daher nur zwei Freiheitsgrade (nämlich Frequenz und Pegel *eines* Tones) bei der Wahl der Reizparameter.

Vor Beginn der Messung muß die korrekte Plazierung der Sonde im Gehörgang durch eine aus mehreren Schritten bestehende, automatisierbare Prozedur (checkfit) kontrolliert werden. Zunächst wird – ähnlich wie in der Impedanzaudiometrie – mit Hilfe eines Sondentones niedriger Frequenz das effektive Gehörgangsvolumen gemessen und damit die Dichtigkeit der Anordnung überprüft. Anschließend wird mit breitbandigen Stimuli (z.B. Clickreizen) die akustische Gehörgangsantwort, d.h. die Frequenzabhängigkeit der im Gehörgang registrierten Schalldruckamplitude, ermittelt. Dies ist notwendig für die Beurteilung der Meßbedingungen und die richtige Wichtung der bei verschiedenen Frequenzen gemessenen Amplituden.

In Abb. 3.16 ist das Ergebnis der Prüfprozedur an einigen Beispielen dokumentiert. Die Gehörgangsantwort (ear canal response) zeigt im Idealfall keine oder nur eine geringe Frequenzabhängigkeit, d.h. alle Frequenzen des Testreizes liegen in gleicher Intensität vor (Abb. 3.16 A1 und A2). Häufig treten in diesen Kurven jedoch Maxima und Minima auf, die für den jeweiligen Gehörgang charakteristisch sind und sich auch durch ein erneutes Einbringen der Meßsonde nicht vermeiden lassen (Abb. 3.16 A3 und A4). Starke Überhöhungen oder ausgeprägte Kerben zeigen jedoch akustische Undichtigkeiten oder Resonanzeffekte an, die durch eine Korrektur der Sondenlage beseitigt werden sollten (Abb. 3.16 B1 bis B4). Wegen der Entstehung stehender Wellen (Lambda-Viertel-Resonanz) gelingt dies aber nicht immer und es kann durchaus trotz nicht idealer Bedingungen eine verwertbare Messung gelingen.

3. Meßapparatur

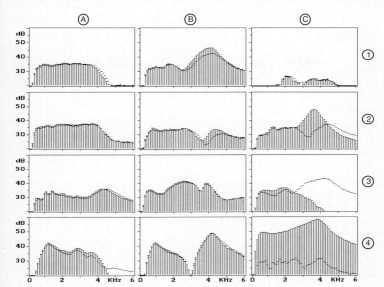

Abb. 3.16 An verschiedenen Ohren und unter variierenden Bedingungen gemessene Gehörgangsantworten. Spalte A enthält einige Normvarianten, in Spalte B sind Fälle gezeigt, bei denen eine Korrektur der Sondenlage versucht werden sollte, um bessere Meßbedingungen zu erzielen. Die in Spalte C gezeigten Gehörgangsantworten deuten auf Fehlfunktionen der Sonde hin und dürfen auf keinen Fall akzeptiert werden. C1: wahrscheinlich verschmutzte Mikrophonbohrung, da beide Kurven nur eine kleine Amplitude zeigen. C2 bis C4: wahrscheinlich ist eine der zwei Hörerbohrungen undurchlässig, da die zwei Kurven stark voneinander abweichen. In C4 liegt zusätzlich entweder ein zu hoher Reizpegel oder ein zu kleines Meßvolumen (Messung gegen die Gehörgangswand) vor

Mit Hilfe der Gehörgangsantwort kann nicht nur die Ankopplung der Sonde an den Gehörgang, sondern zugleich auch die Funktion der Wandler überprüft werden. Durch die abwechselnde Abgabe des Testreizes durch die zwei Hörer lassen sich *zwei* Kurven registrieren, die möglichst gut miteinander übereinstimmen sollten. Die Abweichungen, die in den Beispielen C1 bis C4 erkennbar sind, dürfen unter keinen Umständen toleriert werden. Mit großer Wahrscheinlichkeit liegt hier eine Verschmutzung einer oder mehrerer Sondenbohrungen vor. Wenn die Anpaßprozedur regel-

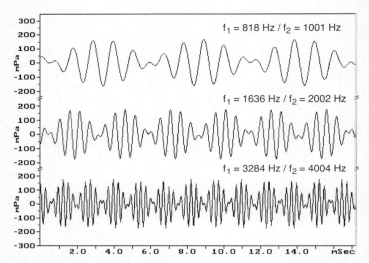

Abb. 3.17 Im Gehörgang registrierte zeitabhängige Signale bei Primärtonpaaren unterschiedlicher Frequenz mit festem Frequenzverhältnis ($f_2 = 1.2 \cdot f_1$) und gleichem Reizpegel ($L_2 = L_1$)

mäßig mit einem Gehörgangssimulator durchgeführt wird, treten mögliche Fehler zutage und es kann auch die Existenz von Distorsionsprodukten und damit das Vorhandensein apparativ bedingter Nichtlinearitäten ausgeschlossen werden.

Als weitere Vorbereitung für die Messung der DPOAE müssen die zwei Sondentöne auf die vorgewählte Intensität abgeglichen werden. Während dieses (ebenfalls automatisierbaren) Vorganges wird das im Gehörgang registrierte zeitabhängige Schalldrucksignal angezeigt (Abb. 3.17). Die Überlagerung zweier Sinusschwingungen eng benachbarter Frequenz ergibt eine Schwebung, d.h. es entsteht ein periodisch an- und abschwellendes Signal. In diesem Signal sind die mit den Distorsionsprodukten verknüpften Frequenzen ebenfalls enthalten, doch sind sie wegen ihrer um etwa 50 dB schwächeren Intensität mit dem Auge nicht aufzulösen.

Der Untersucher steuert die Messung der DPOAE durch die Wahl einer angemessenen Artefaktgrenze und die Anzahl der Mittelungsschritte. Während der Messung werden zeitlich begrenzte und auf die Phase der Reiztöne synchronisierte Abschnitte des Mikro-

3. Meßapparatur

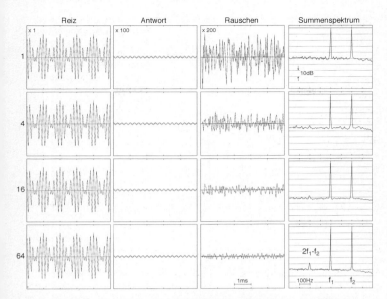

Abb. 3.18 Bei der Messung von DPOAE werden Zeitsignale gemittelt, die additiv aus den hier einzeln dargestellten Komponenten (akustischer Reiz, physiologische Antwort und Störgeräusch) zusammengesetzt sind. Infolge der Mittelung nimmt die Amplitude des Störsignals relativ zu der von Reiz und Emission ab, das Distorsionsprodukt tritt im Spektrum der gemittelten Antwort als Spektrallinie neben den Primärtönen hervor. Von der ungemittelten Einzelantwort (oben) ausgehend, führt die 64-fache Mittelung (unten) zu einem Störbefreiungsgewinn von 18 dB

phonsignals aufgezeichnet und summiert, während das Ohr ohne Unterbrechung stimuliert wird. Die phasengerechte Summation bewirkt eine relative Verstärkung von Reiz und cochleärer Antwort gegenüber dem nicht synchronisierten Störgeräusch. In dem Frequenzspektrum, das durch Fourier-Transformation aus dem aktuellen Summations- oder Mittelungsergebnis hervorgeht, zeigen sich von Beginn an die Reizfrequenzen als deutliche Spektrallinien. Die dem Distorsionsprodukt entsprechende Linie tritt erst nach mehreren Mittelungsschritten deutlich aus dem Geräuschuntergrund hervor (Abb. 3.18).

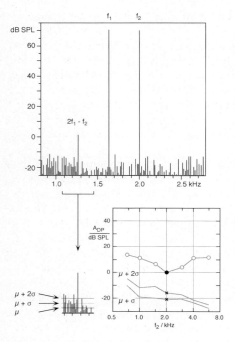

Abb. 3.**19** Ausschnitt aus dem Frequenzspektrum des gemittelten Mikrophonsignals bei Reizung eines normalhörenden Ohres mit den Frequenzen f_1 = 1636 Hz und f_2 = 2002 Hz. Außer den Reizfrequenzen ist – mit etwa 70 dB geringerer Intensität – die zum Distorsionsprodukt mit der Frequenz f_{DP} = $2f_1 - f_2$ = 1270 Hz gehörende Linie zu erkennen. Sie überragt den Störgeräuschhintergrund um etwa 15 dB. Nutz- und Störsignalamplitude können automatisch aus einem Ausschnitt des Spektrums berechnet und über der Reizfrequenz f_2 in das unten rechts gezeigte Diagramm eingetragen werden

Der in Abb. 3.18 gezeigten rechnerischen Simulation ist in Abb. 3.19 ein an einem normalhörenden Ohr gemessenes Frequenzspektrum gegenübergestellt. Die deutliche Darstellung des Distorsionsproduktes mit der Frequenz $2f_1 - f_2$ neben den Primärtonfrequenzen f_1 und $f_2 = 1.2 \cdot f_1$ ist das Ergebnis der Mittelung von 198 Signalabschnitten, von denen jeder $81.92 ms$ lang ist und mit einer Abtastrate von $25 kHz$ in 2048 diskrete Abtastwerte digitalisiert wurde. Die Transformation des im Zeitbereich gemittelten Signals in den Frequenzbereich ergibt das gezeigte Spektrum, aus dem zu jeder Frequenz die Intensitätsdichte abgelesen werden kann.

Für den Nachweis von DPOAE wird nicht das ganze Frequenzspektrum benötigt. Von Bedeutung ist lediglich der in Abb. 3.19 separat gezeigte Ausschnitt, in dessen Mitte sich die Frequenz $f_{DP} = 2f_1 - f_2$ befindet. Die Höhe der Linie bei dieser Frequenz entspricht im wesentlichen der Intensität der Distorsionsproduktemission. Dieser cochleären Emission ist freilich ein Restrauschen überlagert, dessen mittlere Amplitude μ sich ebenso wie die zugehörige Standardabweichung σ aus den Spektrallinien bei den benachbarten Frequenzen abschätzen läßt. Die für die Nachweisbarkeit des otoakustischen Distorsionsprodukts relevante Information ist in der Amplitude A_{DP} und den Parametern μ und σ des Rauschens enthalten. Für die Darstellung von DPOAE anderer Frequenzen, z.B. das oberhalb der Reizfrequenzen liegende Distorsionsprodukt mit der Frequenz $2f_2 - f_1$, werden in derselben Weise andere um die entsprechende Frequenz zentrierte Bänder des Gesamtspektrums betrachtet und ausgewertet.

Die auf das wesentliche reduzierte Information der bei einem Satz von Reizparametern durchgeführten DPOAE-Messung ist der elementare Grundbaustein für die graphische Darstellung von Zusammenhängen zwischen Reiz- und Meßgrößen. Zu den diagnostisch interessanten Zusammenhängen gehört zunächst die Abhängigkeit der bei festem Reizpegel gemessenen Amplitude des Distorsionsprodukts von der Frequenz der Reiztöne (Abb. 3.19 oben links). Das beschriebene Verfahren zur qualitativen und quantitativen Erfassung von DPOAE wird manuell oder automatisch für viele Reiztonpaare durchgeführt. Die Amplitude des Distorsionsprodukts mit der Frequenz $2f_1 - f_2$ wird aus den einzelnen Spektren ermittelt und kann, wie in Abb. 3.20, für mehrere Reizfrequenzen

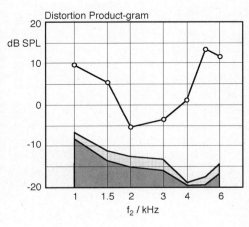

Abb. 3.**20** Auftragung der DP-Amplitude über der höheren der 2 Reizfrequenzen (DP-gram), gemessen an einem normalhörenden Ohr bei Primärtonpegeln von 70 dB SPL. Die dargestellten Meßwerte sind das Ergebnis einer jeweils 64-fachen Mittelung. Die schattierten Bereiche geben den Pegel des um eine (dunkel) bzw. zwei (punktiert) Standardabweichungen vergrößerten mittleren Störgeräuschpegels im jeweiligen Frequenzbereich wieder

gemeinsam mit der Amplitude des jeweils aus einem schmalen Frequenzband berechneten Hintergrundgeräusches in einem doppeltlogarithmischen Diagramm dargestellt werden (DP-gram). Die bei verschiedenen Reizfrequenzpaaren f_1 und $f_2 = 1.2 \cdot f_1$ gemessenen Schalldruckpegel von Emission und Rauschen werden meistens über der Frequenz f_2, gelegentlich auch über dem geometrischen Mittelwert $f_{GM} = \sqrt{f_1 \cdot f_2}$ der zwei Primärfrequenzen aufgetragen. Aus physiologischen und technischen Gründen ist die Messung von DPOAE bei sehr niedrigen und sehr hohen Frequenzen erschwert oder unmöglich. Für die audiologische Diagnostik ist nur der Bereich von $f_2 = 1 kHz$ bis $4 kHz$ zuverlässig nutzbar. In diesem Frequenzbereich ist dem DP-gram zu entnehmen, ob das Gehör bei einer festen Kombination von Reizfrequenzen und -pegeln mit Emissionen antwortet, deren Pegel den des Hintergrundrauschens signifikant überschreitet.

Die Abhängigkeit der bei festgehaltenen Reizfrequenzen gemessenen DP-Amplitude vom Reizpegel kann aus einem in Abb. 3.21 gezeigten – und ebenfalls mit einer automatisch gemessenen Sequenz erhaltenen – Diagramm dargestellt werden. Aus dieser Wachstumsfunktion (DP growth rate) kann abgelesen werden, bei welchen Pegeln ein über das Restrauschen hinausgehendes Distorsionsprodukt nachgewiesen werden kann. Im gezeigten Beispiel

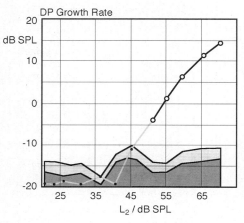

Abb. **3.21** Auftragung der DP-Amplitude über dem Schalldruckpegel der Reiztöne, gemessen an einem normalhörenden Ohr bei den Frequenzen f_1 = 4919 Hz und f_2 = 6006 Hz im Regelbereich zwischen 20 und 70 dB SPL ($L_1 = L_2$). Die dargestellten Meßwerte sind das Ergebnis einer jeweils 64-fachen Mittelung. Die schattierten Bereiche geben den Pegel des um eine (dunkel) bzw. zwei (punktiert) Standardabweichungen vergrößerten mittleren Störgeräuschpegels wieder

sind DPOAE mit einer über das Störgeräusch hinausgehenden Amplitude nur bei Reizpegeln oberhalb einer Emissionsschwelle von 45dB SPL nachweisbar. Durch Erhöhung der Zahl von Mittelungen oder die Vergrößerung der Pegeldifferenz $L_1 - L_2$ bei Verringerung der Reizpegel (Pegelschere) läßt sich in aller Regel eine niedrigere Emissionsschwelle erzielen.

Wiederum eine andere Sequenz von Reizen wird angewendet, um aus mehreren Phasenmessungen die Latenz des Distorsionsprodukts zu bestimmen. Auch die hierzu erforderlichen Messungen lassen sich bei entsprechender Programmierung des Rechners in einem automatischen Ablauf gewinnen. Das untersuchte Ohr wird nacheinander mit mehreren Reiztonpaaren stimuliert, die sich voneinander nicht in der Intensität und der Frequenz f_1, wohl aber in der Frequenz f_2 unterscheiden. Während der Einwirkung eines jeden Reiztonpaares wird die Amplitude des Distorsionsprodukts in der beschriebenen Weise ermittelt und zusätzlich die um die Phasen der Reiztöne korrigierte Phase der mit dem DP assoziierten Schwingung bestimmt. Diese Phase ist auf die Phase der Reiztöne bezogen. Aus ihrer Abhängigkeit von der Frequenzänderung Δf_2 kann auf den mit der Latenz gleichgesetzten Zeitnullpunkt geschlossen werden. Er entspricht der Steigung in der graphischen

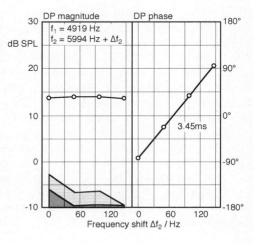

Abb. 3.**22** Messung der Latenz der DPOAE an einem normalhörenden Ohr unter Verwendung der Reizfrequenzen f_1 = 4919 Hz und f_2 = 5994 Hz + Δf_2 mit Reizpegeln $L_1 = L_2 = 70$ dB SPL. Die dargestellten Meßwerte für Amplitude (links) und Phase (rechts) sind das Ergebnis einer jeweils 64-fachen Mittelung. Aus der linearen Abhängigkeit der DP-Phase von einer auf der Abszisse angegebenen Verschiebung von f_2 läßt sich die Latenz des Distorsionsproduktes zu 3.45 ms berechnen

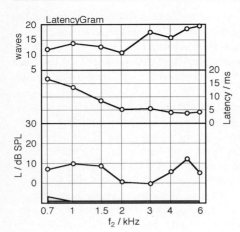

Abb. 3.23 Darstellung der Reizfrequenzabhängigkeit von Amplitude (unten), Latenzzeit (Mitte) und Zahl der latenten Schwingungsdauern (oben) des otoakustischen Distorsionsproduktes $2f_1 - f_2$, gemessen bei Reizpegeln $L_1 = L_2 = 70$ dB SPL und mit einem Frequenzverhältnis $f_1 / f_2 \approx 1.2$

Darstellung des näherungsweise linearen Zusammenhanges zwischen Phase und Frequenzverschiebung Δf_2 und kann durch die Anpassung einer Geraden an die Meßpunkte berechnet werden (Abb. 3.22).

Der Zusammenhang zwischen DP-Phase und Frequenzverschiebung Δf_2 kann nur für kleine Inkremente der Reizfrequenz ($\Delta f_2 \leq 0.03 \cdot f_2$) durch eine lineare Funktion angenähert werden. Die Darstellung in Abb. 3.22 beweist die Gültigkeit dieser linearen Beziehung: die bei vier verschiedenen Frequenzen f_2 gemessenen Phasen liegen exakt auf der an die Meßwerte angepaßten Geraden. Wenn die Gültigkeit eines linearen Zusammenhanges nicht geprüft sondern vorausgesetzt wird, reichen für die Berechnung der Latenz zwei Meßwerte. Die Steigung der durch die zwei Punkte definierten Geraden ergibt dann die Latenz des Distorsionsproduktes. Wird die doppelte Phasenmessung nicht nur für eine, sondern für viele Frequenzen f_1 durchgeführt und die Reizfrequenzabhängigkeit der daraus berechneten Latenz aufgetragen (Latency-gram in Abb. 3.23), so kann zuverlässig zwischen Verzerrungen technischen und physiologischen Ursprungs unterschieden werden: die Abnahme der Latenzzeit mit zunehmender Reizfrequenz stellt das typische Merkmal für einen cochleären Ursprung der gemessenen Signale dar.

3. Meßapparatur

Die Befolgung der in den Abschnitten dieses Kapitels beschriebenen Regeln für die Messung evozierter Emissionen sind Voraussetzung für ihre diagnostische Nutzung. Die Gewinnung von Aussagen über Reproduzierbarkeit und Validität der Messungen sowie über Normalbereiche der Meßwerte und Kriterien für signifikante Normabweichungen wird in Kap. 4 behandelt.

4. Auswertung der Meßergebnisse

Die Untersuchung der otoakustischen Emissionen besteht aus Messung, Auswertung und Beurteilung der Daten mit dem Ziel der Erstellung einer audiologischen Diagnose. In diesem Kapitel soll die Auswertung als das Verbindungsglied zwischen der Vorlage einer fertigen Messung und der Formulierung einer Diagnose beschrieben werden. Die Grenzen zwischen Messung, Auswertung und Beurteilung sind fließend, sie können aber etwa folgendermaßen definiert werden: die *Messung* ist abgeschlossen, sowie die Datenerfassung beendet ist und die Ergebnisse graphisch und numerisch auf dem Bildschirm angezeigt werden. Die *Auswertung* beinhaltet alle Vorgänge und Entscheidungen, die mit der Frage nach dem Vorhandensein eines Signals physiologischen Ursprungs und dessen Beschreibung durch quantitative Parameter zu tun haben. Hierzu kann eine rechnergestützte Verarbeitung der Daten beitragen. Die *Diagnose* schließlich setzt die Existenz dieses Signals und seine Parameter in Beziehung zur Funktion des Gehörs des untersuchten Patienten, wobei unter Umständen die Ergebnisse anderer Untersuchungsverfahren einfließen.

Die Auswertung der evozierten otoakustischen Emissionen (EOAE) ist weitgehend gleichbedeutend mit der Beantwortung der Frage nach der Nachweisbarkeit von Signalanteilen cochleären Ursprungs. Über diese rein *qualitative* Entscheidung hinaus, die im wesentlichen eine Aussage über das *Vorliegen* einer Hörstörung gestattet, lassen sich aus den Messungen *quantitative* Aussagen, die z.B. über das *Ausmaß* einer Hörstörung und den von ihr betroffenen Frequenzbereich Auskunft erteilen, wegen der stark ausgeprägten interindividuellen Variabilität nur in begrenztem Umfang ableiten. Etwas empfindlicher ist die Meßmethode hingegen gegenüber *Veränderungen* der Innenohrleistung, wie sie bei Schädigungs- und Erholungsvorgängen auftreten.

Bevor die elementare und zentrale Frage nach der Existenz evozierter otoakustischer Emissionen beantwortet werden kann, muß grundsätzlich zuerst eine Beurteilung der Meßqualität erfolgen.

In einer vereinfachten aber durchaus realitätsnahen Sichtweise kann die Meßqualität nur brauchbar oder unbrauchbar sein, und otoakustische Emissionen können nur anwesend oder abwesend sein. Hieraus könnte der Schluß gezogen werden, daß insgesamt vier verschiedene Kombinationen möglich sind. Weil aber bei unbrauchbaren Meßbedingungen eine Aussage über das Vorhandensein von cochleären Emissionen nicht zulässig ist, gibt es in Wirklichkeit nicht vier, sondern nur drei Konstellationen. Dieser fundamental wichtige Sachverhalt ist in Abb. 4.1 verdeutlicht: die möglichen Alternativen sind gegeben durch die am Ende der Entscheidungsketten stehenden Aussagen *Meßqualität unbrauchbar*, *Emissionen nicht vorhanden* und *Emissionen vorhanden*, wobei die zwei letzteren Aussagen nur statthaft sind, wenn das Vorliegen genügend guter Meßbedingungen geprüft und bestätigt wurde. Erfahrungsgemäß stellt die inkonsequente Unterscheidung zwischen den Konditionen *unbrauchbare Meßqualität* und *keine EOAE nachweisbar* eine häufige Quelle falsch auffälliger Befunde dar, zumal dann, wenn der Auswerter die Messung nicht selber durchgeführt hat und daher über die Meßbedingungen nur lückenhaft informiert ist. Wegen schlechter Meßbedingungen fehlende Emissionen dürfen keinesfalls mit nachweislich nicht vorhandenen OAE gleichgesetzt werden.

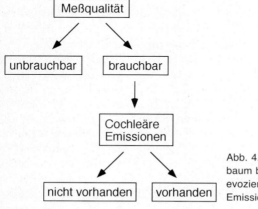

Abb. **4.1** Entscheidungsbaum bei der Auswertung evozierter otoakustischer Emissionen

4. Auswertung

In die Einschätzung der Meßbedingungen gehen die Gehörgangsantwort, der Störgeräuschpegel, die Stabilität von Reizbedingungen und Sondenlage, die Zahl der Mittelungsschritte sowie die Häufigkeit von Artefakten in der unten näher beschriebenen Weise ein. Diese Einflußgrößen können vom Auswerter nur beurteilt werden, wenn sie im gespeicherten und ausgedruckten Meßergebnis vollständig dokumentiert sind.

Auswertung der TEOAE

Die Beurteilung transitorisch evozierter Emissionen und ihre Unterscheidung von Störsignalen ist in vielen Fällen schwierig, weil die TEOAE-Kurven kein einheitliches Muster aufweisen. Anders als beispielsweise bei den akustisch evozierten Potentialen existiert für die cochleären Emissionen keine charakteristische Abfolge von Wellenbergen und -tälern. Nahezu jeder denkbare Kurvenverlauf kann eine cochleäre Emission repräsentieren. Dies erschwert die Abgrenzung gegenüber dem gemittelten Restrauschen. Wenn starke Störeinflüsse vorliegen, wird eine möglicherweise vorhandene Emission verdeckt (falscher Alarm). Das hierbei erhaltene Ergebnis unterscheidet sich wenig von dem einer störsignalbehafteten Messung an einem tauben Ohr (Abb. 4.2 oben). Das gezeigte Beispiel ist in Hinblick auf die Existenz von Emissionen absolut indifferent: infolge der starken Störgeräuschbelastung (erkennbar an der Angabe „NOISE LEVEL 47.5 dB", einer sehr hohen Zahl von Artefakten trotz der bei 9.8mPa sehr großzügig eingestellten Amplitudengrenze und einer mit 53% nur niedrigen Sondenstabilität) und der geringen Zahl von Mittelungen ist weder die Existenz noch die Abwesenheit von Emissionen beweisbar. Bei der im unteren Teil der Abbildung gezeigten Wiederholungsmessung unter weniger gestörten Bedingungen („NOISE LEVEL 32.8 dB", nur wenige Artefakte trotz der bei 4.6mPa sehr kritisch eingestellten Amplitudengrenze, hohe Stabilität) ergibt sich ein *eindeutiger* emissionsnegativer Befund. Dieses durch die BERA später bestätigte Ergebnis hätte anhand der ersten Messung allenfalls vermutet, nicht aber vorhergesagt werden können; durch die Wiederholung hätte sich die erste Messung ebensogut als falsch negativ erweisen können.

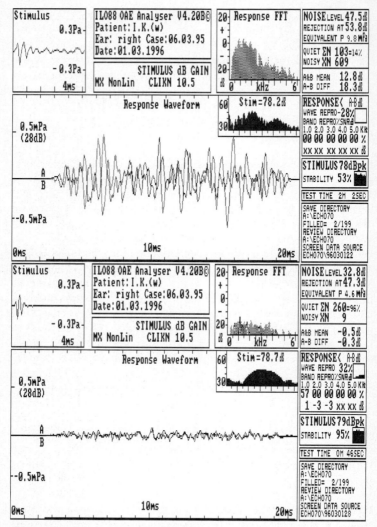

Abb. 4.2 Im Fall ungünstiger Meßbedingungen kann über das Vorhandensein von TEOAE keine Aussage gemacht werden (oben). Erst die Wiederholung dieser an einem tauben Ohr durchgeführten Messung unter günstigeren Bedingungen ergibt eindeutig das Ergebnis abwesender Emissionen (unten)

4. Auswertung

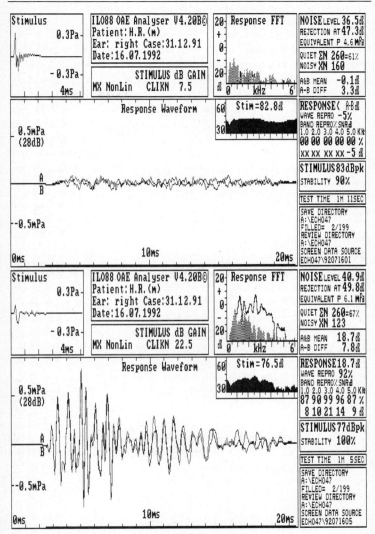

Abb. 4.3 Eine infolge falscher Sondenlage scheinbar eindeutig emissionsnegative Messung (oben) kann sich nach erneuter Sondenplazierung als falsch erweisen (unten)

Falsch emissionsnegative Befunde können nicht nur infolge starker Störgeräusche, sondern auch aus anderen Ursachen entstehen (Abb. 4.3). Während bei dem in Abb. 4.2 (oben) gezeigten Beispiel die Interpretationsschwierigkeiten einigermaßen offensichtlich sind, liegen in Abb. 4.3 (oben) scheinbar klare Verhältnisse (akzeptabler Störgeräuschpegel, stabile Sondenlage, niedrige Reproduzierbarkeit) vor. Die naheliegende Bewertung „keine OAE" wird in Frage gestellt durch eine untypische Gehörgangsantwort und den Umstand, daß für einen hohen Reizpegel („STIMULUS 83 dBpk") nur eine relativ geringe Verstärkung („GAIN 7.5 dB") erforderlich ist. Dies ist für die hier verwendete Neugeborenensonde ungewöhnlich. Die nochmalige Messung nach erneuter Anpassung der Meßsonde ergibt einen eindeutig emissionspositiven Befund (Abb. 4.3 unten).

Meßbedingungen

Die Beispiele in den Abbildungen 4.2 und 4.3 zeigen, daß sich falsch positive und falsch negative Befunde nur vermeiden lassen, wenn die Meßbedingungen konsequent geprüft werden. Eine *qualitative* Einschätzung der Meßqualität ist bereits *während* der Untersuchung möglich. Es ist daher empfehlenswert, die Durchführung der Messung und ihre nachträgliche Beurteilung von derselben Person vornehmen zu lassen. Eine – wenn auch lückenhafte – *quantitative* Bewertung der Meßbedingungen kann mit Hilfe einiger Zahlenwerte auch *nach* beendeter Messung erfolgen. Zu diesen Zahlenwerten zählen:

- Der mittlere Pegel des Störgeräusches
- Die Zahl der Artefakte, gemeinsam mit der Amplitudengrenze
- Die Anzahl von Mittelungsschritten
- Die Stabilität der Reizbedingungen
- Der Pegel des in den Meßkurven enthaltenen Restrauschens.

Die zuletzt genannte Größe läßt sich auch durch die visuelle Betrachtung des Meßergebnisses recht zuverlässig abschätzen, die anderen Zahlen werden vom Computer ermittelt und sollten bei einer vollständigen Dokumentation der Untersuchung nicht fehlen.

4. Auswertung

Merkmale der TEOAE

Die Unterscheidung zwischen TEOAE und dem Restrauschen, welches grundsätzlich infolge der Störgeräusche auch im Mittelungsergebnis noch enthalten ist, kann durch die Erkennung einiger Merkmale, die trotz der interindividuell sehr variablen Details der TEOAE-Kurven für verzögerte Emissionen charakteristisch sind, erleichtert werden. Ähnlich wie verschiedene Fingerabdrücke nicht miteinander übereinstimmen aber dennoch als Fingerabdrücke identifiziert werden können, lassen sich auch cochleäre Emissionen durch typische Eigenschaften ihres Erscheinungsbildes von konkurrierenden Signalen unterscheiden. Zu diesen Eigenschaften zählen zunächst die typischen Dimensionen: der Schallpegel der TEOAE liegt im allgemeinen zwischen 0 und $30 dB\ SPL$, die Dauer der Emissionen beträgt im allgemeinen mindestens $6 ms$, häufig jedoch sind Oszillationen des Schalldrucks auch $20 ms$ nach dem Reiz noch nachweisbar. Drei weitere typische Merkmale der TEOAE sind in dem in Abb. 4.4 wiedergegebenen Beispiel deutlich zu erkennen: die Oszillationen des Schalldrucks, aus welchen sich die verzögerten Emissionen zusammensetzen, sind im ersten Teil des Zeitfensters schneller als zu späteren Zeiten, die Amplitude nimmt im Verlauf des analysierten Zeitbereiches ab, und das Spektrum der TEOAE weist bei niedrigen Frequenzen eine größere Amplitude auf als bei hohen Frequenzen. Es ist zu betonen, daß diese für das normalhörende Ohr typischen Merkmale zwar für die meisten, aber nicht für alle TEOAE-Messungen zutreffen. Bei nicht normalhörenden Ohren sind Abweichungen noch häufiger, insbesondere wenn das Ausmaß der Hörstörung von der Frequenz abhängt. Im allgemeinen nimmt die Emissionsamplitude mit zunehmendem Hörverlust ab und der von den Oszillationen eingenommene Zeitbereich ist eingeengt. Bei Kindern liegt grundsätzlich ein etwas anderes Emissionsmuster vor (Abb. 4.5): die Amplitude der Emission ist größer und weniger von der Emissionsfrequenz abhängig, und die Oszillationen großer Frequenz sind über den ganzen Zeitbereich zu beobachten.

Ungünstigerweise besteht keine Gewähr dafür, daß nicht auch das unter schlechten Meßbedingungen erhaltene Restrauschen einige der genannten Merkmale aufweist; selten aber werden *alle*

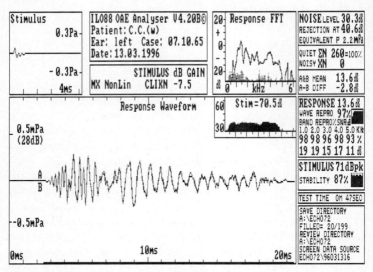

Abb. 4.4 Typische TEOAE eines normalhörenden Erwachsenen

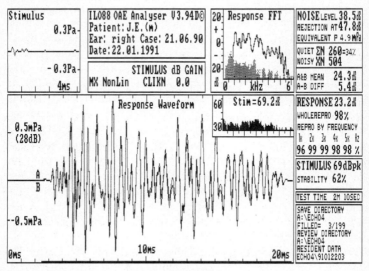

Abb. 4.5 Typische TEOAE eines normalhörenden Kleinkindes

Kriterien zutreffen. Dadurch ist bereits eine gewisse Sicherheit bei der Unterscheidung zwischen cochleären Signalen und Störeinflüssen gegeben. Wesentlich erhöht wird diese Sicherheit durch die Einbeziehung von Signalverarbeitungsverfahren, die auf die gemessenen Kurven angewendet werden können und neue Diagramme oder numerische Bewertungsparameter liefern.

Reproduzierbarkeit

Die mit den TEOAE verknüpften Wellenmuster sind bekanntlich durch eine hohe intraindividuelle Konstanz gekennzeichnet. Diese hat insbesondere zur Konsequenz, daß nach jedem einzelnen der akustischen Reize dasselbe Antwortmuster entsteht (dies ist ja unverzichtbare Voraussetzung für die Anwendung des Mittelungsverfahrens). Bei der Wiederholung der Messung oder bei der quasi-simultanen Gewinnung zweier Teilmittelwertkurven muß sich also die beobachtete Kurvenform reproduzieren lassen. Da es sehr unwahrscheinlich ist, daß die wiederholte Mittelung von externen Störgeräuschen ein reproduzierbares Ergebnis bringt, ist die Überprüfung der Reproduzierbarkeit ein wirkungsvolles Verfahren zur Beurteilung des Meßergebnisses.

Mathematisch ist die Reproduzierbarkeit definiert als ein *Korrelationskoeffizient*, der mit Hilfe von Varianzberechnungen aus zwei Kurven – bzw. den entsprechenden Zahlenfolgen – ermittelt wird. Sind die Kurven miteinander identisch, so hat der Korrelationskoeffizient den Zahlenwert +1.00 = 100%; exakt gegenphasige Kurven ergeben den Korrelationskoeffizienten -1.00 = -100%. Die in den Abbildungen 4.4 und 4.5 gezeigten Kurven A und B sind nahezu nicht unterscheidbar und ausweislich der zugehörigen Korrelationskoeffizienten (WAVE REPRO 97% bzw. 98% im rechten Teil der Abbildungen) hoch reproduzierbar.

Eine hohe Reproduzierbarkeit der Messung ist mit einer großen Ähnlichkeit der quasi-simultan abgeleiteten Teilmittelwerte A und B, nicht aber mit der Anwesenheit von physiologischen Reizantworten gleichbedeutend. Der Reizartefakt und das passive Echo von Trommelfell und Gehörgangswänden beeinflussen die Gestalt der gemessenen Kurven und daher auch den aus ihnen berechneten Korrelationskoeffizienten. Weil die vom Reiz ausgelösten passiven

Effekte sich auf beide Teilmittelwerte in gleicher Weise auswirken, haben sie eine *Erhöhung* des Korrelationskoeffizienten zur Folge. Wenn die Amplitude des Reizes und seiner Reflexionen weit oberhalb der des Störgeräusches liegt, so wird sich unabhängig von der Existenz cochleärer Emissionen bereits nach wenigen Mittelungsschritten eine hohe Reproduzierbarkeit ergeben. Die Aufzeichnung der zeitlichen Entwicklung des Korrelationskoeffizienten weist in diesem Fall einen ungewöhnlich raschen anfänglichen Anstieg auf und kann insofern zur Erkennung der Ursache beitragen.

Die bei einer einzelnen Messung erzielbare Reproduzierbarkeit hängt wesentlich von den akustischen Randbedingungen und dem durch die Signalmittelung bewirkten Störbefreiungsgewinn ab. Durch Reduzierung des Störgeräuschpegels oder Erhöhung der Zahl von Mittelungen läßt sich die Reproduzierbarkeit einer meßbaren TEOAE im allgemeinen erhöhen. Darüber hinaus ist die Repro-

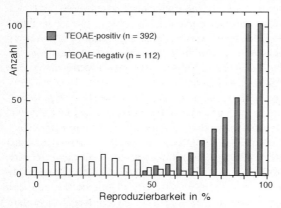

Abb. 4.6 Häufigkeitsverteilung der Reproduzierbarkeit von TEOAE-Messungen mit und ohne cochleäre Antwort. Zur Auswertung trugen insgesamt 504 Messungen an normalhörenden und schwerhörigen Erwachsenen bei (nichtlineare Reizsequenz, 260 Mittelungen, Clickpegel 80 dB SPL).
Die Reproduzierbarkeit von Messungen, die durch visuelle Auswertung als emissionspositiv bewertet wurden, liegt im Mittel bei 86% und somit deutlich höher als bei Messungen, in denen keine TEOAE erkannt werden konnten (Mittelwert 29%). Infolge des Reizartefaktes, der auch bei TEOAE-negativen Messungen zu sehr hohen Reproduzierbarkeiten führen kann, liegt der Schwerpunkt der zugehörigen Verteilung nicht bei 0%, wie es bei reinem Restrauschen zu erwarten wäre

duzierbarkeit von der Emissionsamplitude und somit vom Reizpegel abhängig. Aus der klinischen Erfahrung hat sich die empirische Regel ergeben, daß bei Verwendung der nichtlinearen Clicksequenz und bei 260-facher Mittelung die Reproduzierbarkeit der Messung im Fall von visuell erkennbaren Emissionen oberhalb 60% liegt. Die in Abb. 4.6 wiedergegebenen Daten zeigen, daß die Anwendung dieser Regel bei einem Reizpegel von $80\,dB\,SPL$ durchaus berechtigt ist, solange die angegebene Grenze nicht als starrer Wert betrachtet wird. Infolge der Überlappung der Häufigkeitsverteilungen ist die Grenze fließend: im Einzelfall können in einer Messung, deren Reproduzierbarkeit bei 45% liegt, eindeutige cochleäre Emissionen erkannt werden, ebenso wie die Reproduzierbarkeit einer emissionsnegativen Messung Werte bis hinauf zu 70% – im Fall eines deutlich ausgeprägten Reizartefaktes sogar noch deutlich höher – annehmen kann. Das Fehlen einer scharfen Grenze zwischen eindeutigen und abwesenden Emissionen darf aber nicht mit der Abwesenheit von charakteristischen Unterschieden zwischen Nutz- und Störsignal gleichgesetzt werden; vielmehr sind diese Unterschiede zu komplex und vielschichtig, um durch einen einzigen und zudem recht groben Parameter erfaßt werden zu können.

Mit Hilfe der Korrelationsrechnung läßt sich die Reproduzierbarkeit des Meßergebnisses auch selektiv für einzelne Frequenzbereiche ermitteln (BAND REPRO in Abb. 4.4 bzw. REPRO BY FREQUENCY in Abb. 4.5). Ein hoher Zahlenwert ist mit einem gut reproduzierbaren Signalanteil im entsprechenden Frequenzband gleichbedeutend. Er kann auf einen Reizartefakt oder eine cochleäre Emission zurückzuführen sein. Die nach Frequenzen aufgeschlüsselte Korrelationsrechnung erhöht einerseits die Sicherheit bei der Erkennung von schmalbandigen Gehörgangsresonanzen, wie sie infolge einer schlechten Anpassung der Meßsonde auftreten können (vgl. Abb. 3.5), andererseits kann bei Verwendung frequenzselektiver Reize das Vorliegen einer frequenzspezifischen Antwort unmittelbar aus den Zahlenwerten abgelesen werden. Im Falle eines breitbandigen Reizes ergibt die für einzelne Bänder berechnete Reproduzierbarkeit gemeinsam mit den weiter unten behandelten Frequenzspektren einen Hinweis auf den von einer Hörstörung betroffenen Frequenzbereich.

Amplitude und Signal / Rausch-Verhältnis

Die Stärke des im Gehörgang gemessenen Signals läßt sich durch seine *effektive Amplitude* beschreiben. Diese ist, wie bei Signalen mit nichtperiodischem Verlauf üblich, als die Wurzel aus dem mittleren Quadrat des Schalldrucks definiert. Das gemittelte Amplitudenquadrat entspricht physikalisch der im gemessenen Signal enthaltenen, auf die Zeit- und Flächeneinheit bezogenen Energie. Da es sich bei der Emissionsamplitude um eine akustische Intensitätsgröße handelt, wird der in Einheiten von μPa gegebene Schalldruck auf die Referenzgröße $20\mu Pa$ bezogen und der mit 20 multiplizierte dekadische Logarithmus dieses Verhältnismaßes in *dB SPL* angegeben. Wenn das Meßergebnis in Form zweier Teilmittelwertkurven vorliegt, können entweder zwei Effektivamplituden oder die effektive Amplitude des Gesamtmittelwertes angegeben werden. Letzteres erleichtert die Beurteilung und ist daher gebräuchlich (A&B MEAN 13.6dB in Abb. 4.4 bzw. 24.3dB in Abb. 4.5).

Wird die TEOAE-Messung in störgeräuschfreier Umgebung durchgeführt, so ergibt sich bei fehlenden Emissionen eine Kurve mit nur geringer Amplitude. Diesem gemittelten Restrauschen überlagert sich, soweit vorhanden, die cochleäre Emission, deren Amplitude die des Restrauschens übertreffen muß, wenn der Signalnachweis gelingen soll. Emissionspositive TEOAE-Kurven weisen somit eine höhere Amplitude auf als emissionsnegative Kurven. Der statistischen Auswertung zufolge liegen die Emissionspegel von visuell erkennbaren TEOAE im Bereich von -3 bis $25 dB\ SPL$ (Messungen an Kindern trugen zu der Auswertung nicht bei), die Amplitude von emissionsnegativen Messungen ist im Durchschnitt geringer, doch ist ihr infolge der sehr variablen Störgeräusche keine obere Grenze gesetzt (Abb. 4.7). Der Überlapp zwischen den zwei Häufigkeitsverteilungen steht einer Diskrimination zwischen TEOAE-positiven und -negativen Messungen anhand eines Amplitudenvergleichs im Wege. Aus den Verteilungen kann jedoch abgelesen werden, daß Kurven, deren Effektivamplitude unterhalb $-5dB\ SPL$ liegt, selten oder nie echte TEOAE enthalten, wohingegen es sich im Bereich oberhalb $5dB\ SPL$ nur in Fällen sehr starker Störgeräusch- oder Artefaktkontamination um emissionsnegative

4. Auswertung

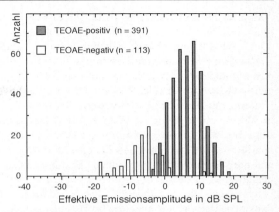

Abb. 4.7 Häufigkeitsverteilung des Emissionspegels mit und ohne subjektiv nachweisbare TEOAE. Zur Auswertung trugen insgesamt 504 Messungen an normalhörenden und schwerhörigen Erwachsenen bei (nichtlineare Reizsequenz, 260 Mittelungen, Clickpegel 80 dB SPL). Die Amplitude von Messungen, die durch visuelle Auswertung als emissionspositiv bewertet wurden, liegt im Mittel bei 7dB SPL und somit deutlich höher als bei Messungen, in denen keine TEOAE erkannt werden konnten (Mittelwert -7dB SPL). Störgeräusche und Artefakte können bewirken, daß sich auch bei TEOAE-negativen Messungen sehr hohe Emissionspegel ergeben

Messungen handelt. Liegt der Emissionspegel zwischen $-4 dB\ SPL$ und $2 dB\ SPL$, so ist keine eindeutige Aussage möglich.

Es muß bei der Angabe und Interpretation der mit cochleären Emissionen einhergehenden Schallpegel immer Klarheit darüber vorliegen, ob das ursprüngliche akustische Signal aufgezeichnet wurde, oder mit Hilfe einer nichtlinearen Reizsequenz und entsprechender Signalmittelung lediglich die Abweichung der Signalamplitude von der Linearität erfaßt wurde. Sowohl die Emissionsamplitude selber als auch ihr nichtlinearer Anteil nehmen mit steigender Reizintensität zu. Durch Erhöhung des Reizpegels läßt sich daher die Nachweisbarkeit der TEOAE verbessern. Die Verwendung sehr hoher Reizpegel (oberhalb $80 dB\ SPL$) ist jedoch mit der Gefahr verbunden, daß die cochleären Emissionen durch den Reizartefakt verdeckt werden. Die Verfälschung der Amplitudenmessung durch den Reizartefakt kann dadurch verhindert werden, daß der in die

Amplitudenberechnung eingehende Zeitbereich mit Hilfe der weiter unten beschriebenen Fensterfunktionen eingegrenzt wird. Neben dem Reizartefakt bewirkt auch das Restrauschen eine Verfälschung der aus dem Gesamtmittelwert berechneten Emissionsamplitude. Dieser Effekt kann näherungsweise dadurch korrigiert werden, daß aus der Differenz der Teilmittelwertkurven die effektive Amplitude des Restrauschens abgeschätzt (A-B DIFF -2.8dB in Abb. 4.4 bzw. 5.4dB in Abb. 4.5) und der Emissionspegel unter Berücksichtigung dieser Korrektur neu berechnet wird (RESPONSE 13.6dB in Abb. 4.4 bzw. 23.2dB in Abb. 4.5). Die für die Histogramme in Abb. 4.7 verwendeten Werte wurden in dieser Weise korrigiert.

Werden die Schallpegel, die der (halben) Summe und der (halben) Differenz der Teilmittelwerte entsprechen, voneinander abgezogen, so ergibt sich *nicht* der um den Einfluß des Restrauschens korrigierte Emissionspegel, sondern die Differenz von Signal- und Rauschpegel in *dB* (ihm entspricht das *Verhältnis* der *Amplituden* von Signal und Rauschen). Ein zuverlässiger TEOAE-Nachweis setzt einen großen Signal/Rausch-Abstand voraus. Die Häufigkeitsverteilungen des Signal/Rausch-Abstandes TEOAE-positiver und -negativer Meßergebnisse bestätigt dies (Abb. 4.8). Bis auf eine Ausnahme weisen solche Messungen, in denen der subjektiven Bewertung zufolge eine cochleäre Emission nachgewiesen werden kann, einen positiven Signal/Rausch-Abstand (d.h. ein Signal./Rausch-Verhältnis $S/N > 1$) auf. Im Bereich zwischen 0 und $10 dB$ treten sowohl emissionspositive als auch emissionsnegative Messungen auf. Ein Signal/Rausch-Abstand oberhalb $10 dB$ findet sich nahezu ausschließlich bei TEOAE-positiven Messungen. Die seltenen Ausnahmen sind wiederum auf Reizartefakte zurückzuführen, deren Einfluß durch die Eingrenzung des Zeitbereiches mit Hilfe von Fensterfunktionen reduziert werden kann. Zusammenfassend muß als Minimalkriterium für verwertbare TEOAE ein positiver Signal/Rausch-Abstand gefordert werden; sollen fragliche Signale ausgeklammert werden, so ist die Grenze bei $10 dB$ anzusetzen.

Der Signal/Rausch-Abstand erweist sich als ein Bewertungsparameter, der etwas effektiver als die Emissionsamplitude eine Diskrimination zwischen TEOAE-positiven und -negativen Messungen ermöglicht. Ebenso wie die Reproduzierbarkeit wird er aus Varian-

4. Auswertung

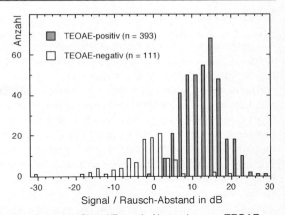

Abb. 4.8 Häufigkeitsverteilung des Signal/Rausch-Abstandes von TEOAE-Messungen mit und ohne cochleäre Antwort. Zur Auswertung trugen insgesamt 504 Messungen an normalhörenden und schwerhörigen Erwachsenen bei (nichtlineare Reizsequenz, 260 Mittelungen, Clickpegel 80 dB SPL). Der Signal/Rausch-Abstand von Messungen, die durch visuelle Auswertung als emissionspositiv bewertet wurden, liegt im Mittel bei 13 dB SPL und somit deutlich höher als bei Messungen, in denen keine TEOAE erkannt werden konnten (Mittelwert -2 dB SPL)

zen und Kovarianzen der Teilmittelwertkurven berechnet. Aus diesem Grund korrelieren Signal/Rausch-Abstand und Reproduzierbarkeit so hoch miteinander, daß es nicht zulässig ist, sie als unabhängige Parameter zu betrachten: eine hohe Reproduzierbarkeit geht *grundsätzlich* mit einem großen Signal/Rausch-Abstand einher (und umgekehrt).

Ähnlich wie die Reproduzierbarkeit kann auch der Signal/Rausch-Abstand sowohl für den gesamten Frequenzbereich als auch in selektiven Frequenzbändern berechnet werden („BAND SNR dB" in Abb. 4.4). Aus einem großen Zahlenwert kann geschlossen werden, daß im zugehörigen Frequenzbereich das Störsignal vom Nutzsignal übertroffen wird und dieser Bereich somit einen großen Beitrag zum gesamten OAE-Signal leistet.

Frequenzspektren

Ein auffälliges Merkmal der Kurven, welche den TEOAE entsprechen, ist die Unregelmäßigkeit ihres Wellenmusters. Dies ist Ausdruck der Tatsache, daß die Emissionen sich aus vielen Einzelvorgängen unterschiedlicher Frequenz, Phase und Amplitude zusammensetzen. Die Betrachtung der zeitabhängigen Kurven gibt nur begrenzt Aufschluß über die Intensität, mit welcher eine bestimmte Frequenz zu dem Wellenmuster beiträgt. Nützlicher als die Darstellung im Zeitbereich ist hierfür die Beschreibung des Signals im *Frequenzbereich*. Die Transformation der Daten vom Oszillogramm zum Spektrum liefert grundsätzlich keine neue Information, die vorhandene Information wird nur in einer anderen und für bestimmte Fragestellungen besser geeigneten Weise dargestellt.

Für die Betrachtung der Frequenzspektren gibt es zwei wesentliche Gründe: erstens lassen sich durch eine geschickte mathematische Datenbehandlung die in den zwei Teilmittelwertkurven enthaltenen *gemeinsamen* (kohärenten) Anteile von den *gegenläufigen* (inkohärenten) Bestandteilen trennen und in zwei Spektren darstellen, und zweitens erteilt das breitbandig evozierte Emissionsspektrum Aufschluß über die noch funktionsfähigen Bereiche der Basilarmembran, da die Haarzellen des Innenohres in etwa mit der Frequenz antworten, mit der sie angeregt wurden.

Die Berechnung der Spektren geschieht mit Hilfe der Fourier-Transformation (oder FFT = Fast Fourier Transformation). Das Ergebnis der Transformation kann in zwei Kurven dargestellt werden, welche die Intensität der einzelnen Frequenzen wiedergeben (Kreuzleistungsspektren). Der kohärente Anteil entspricht der Intensität der in den zwei Teilmittelwerten mit gleicher Phase vorliegenden Frequenzen, also enthält er das Spektrum der physiologischen Reizantwort. Analog entspricht der inkohärente Anteil den nicht gleichphasigen Wellenanteilen und damit dem Restrauschen. Abbildung 4.9 zeigt ein Beispiel, bei dem der kohärente Anteil deutlich gegenüber dem Rauschen dominiert. Aus der Betrachtung dieser Spektren gewinnt der Auswerter die Aussage, daß im gesamten Frequenzbereich ein das Rauschen deutlich übersteigendes Signal vorliegt.

4. Auswertung

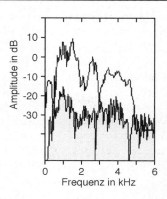

Abb. 4.9 Kohärentes (weiß) und inkohärentes (schattiert) Frequenzspektrum einer an einem normalhörenden Ohr gemessenen TEOAE. Das kohärente Spektrum gibt die Intensität der in der cochleären Antwort enthaltenen Frequenzen wieder, das inkohärente Spektrum entspricht dem Restrauschen

Lage und Höhe der Intensitätsminima und -maxima des TEOAE-Spektrums sind individuell sehr unterschiedlich. Einige Merkmale der Kreuzleistungsspektren sind jedoch allgemeingültig: typischerweise überwiegen im Rauschen die niedrigen Frequenzen und auch in dem Spektrum, das dem reproduzierbaren Anteil der registrierten Antwort entspricht, liegt bei niedrigen Frequenzen die höchste Intensität vor. Aus den Spektren können durch selektive Betrachtung der einzelnen Frequenzintervalle die für die physiologische Reizantwort und das Störgeräusch berechneten Schalldruckpegel abgelesen werden.

Aus dem der cochleären Emission entsprechenden Frequenzspektrum kann auf den von einem Hörverlust betroffenen Frequenzbereich geschlossen werden, da ein normalhörendes Ohr auf einen transitorischen Reiz mit verzögerten Emissionen antwortet, welche alle im Reiz angebotenen Frequenzen enthalten. Bei breitbandiger Reizung bestehen demzufolge im Falle einer Tieftonschwerhörigkeit die Emissionen nur aus hohen und im Falle einer Hochtonschwerhörigkeit nur aus niedrigen Frequenzen. Diese etwas vereinfachte Vorstellung wird in vielen Fällen von der Realität bestätigt, solange sie nicht überfordert wird. Auch die TEOAE-Spektren von normalhörenden Ohren weisen Gipfel und Kerben auf, ohne daß sich in der tonaudiometrisch bestimmten Hörschwelle eine entsprechende Feinstruktur zeigt. Von den schmalbandigen Minima und Maxima des Emissionsspektrums abgesehen, weisen alle in den Abbildungen 3.13, 4.4, 4.5 und 4.9 gezeigten Frequenzspektren in guter Übereinstimmung mit dem Spektrum des Clickreizes eine hohe Intensität bei allen Frequenzen zwischen 1 und 5*kHz* auf.

Fensterung

Aus einer hohen Reproduzierbarkeit, einer großen Amplitude oder einem großen Signal/Rausch-Verhältnis einer TEOAE-Messung al-

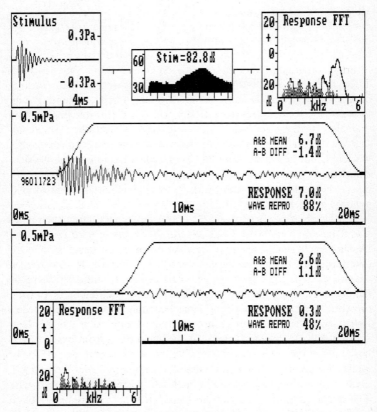

Abb. 4.**10** Anwendung einer Fensterfunktion zur Abgrenzung zwischen Reizartefakt und cochleären Emissionen

4. Auswertung

lein darf nicht allgemein auf einen physiologischen Ursprung der gemessenen Signale geschlossen werden. Vielmehr ist diese Schlußfolgerung nur richtig, wenn sichergestellt ist, daß die passiven Echosignale, welche ebenfalls zu hoher Reproduzierbarkeit, großer Amplitude und großem Signal/Rausch-Verhältnis führen, nicht überwiegen. Der sogenannte Reizartefakt, d.h. die Registrierung des Reizes sowie seines passiven Echos im Mikrophon der Sonde, ist im allgemeinen wenige Millisekunden nach der Reizung abgeklungen. Das von den Haarzellen erzeugte aktive Echo hat hingegen eine deutlich längere Lebensdauer, nämlich typischerweise $20ms$.

Mit Hilfe von sogenannten Fensterfunktionen können einzelne zeitliche Abschnitte der Antwortkurven getrennt ausgewertet werden. Diese zeitabhängigen Funktionen haben in ihrer Mitte den Wert Eins und an den Rändern den Wert Null. Im Übergang zwischen Rändern und Mitte wird mit Hilfe trigonometrischer Funktionen ein langsamer Anstieg bzw. Abfall erzeugt. Die Multiplikation der als Reizantwort registrierten Kurven mit einer solchen Fensterfunktion bewirkt eine Eingrenzung auf den gewünschten Signalabschnitt. Nur auf dieses begrenzte Stück der Kurven beziehen sich das Frequenzspektrum sowie die Angabe von Amplitude und Korrelationskoeffizient.

Zur Ausblendung des immer vorhandenen und meistens sehr störenden Reizartefaktes kann beispielsweise als Standard eine Fensterfunktion verwendet werden, die sich von 2.5 bis $20ms$ nach Reizbeginn erstreckt. Sie bewirkt dann ein sanftes Ansteigen und Auslaufen der Kurven. Besteht bei der Auswertung der Messung der Verdacht, daß der frühe Zeitbereich durch ein vom Reiz erzeugtes nichtphysiologisches Echo kontaminiert ist, so sollte der Bereich der Fensterfunktion manuell etwas eingeengt werden. Das Beispiel in Abb. 4.10 zeigt oben ein Meßergebnis mit deutlich über das Rauschen hinausgehenden spektralen Anteilen, einem hohen Nutzsignalpegel von $7.0 dB\,SPL$ und einer Reproduzierbarkeit von 88%. Der Auswerter kann ohne weitere Hilfsmittel nicht entscheiden, ob diese Merkmale für den gesamten Kurvenverlauf oder nur für den anfänglichen Signalabschnitt zutreffen. Nach Anwendung einer Fensterfunktion, die erst bei $t = 6ms$ von 0 auf 1 ansteigt, werden Spektrum und Kenngrößen für den jetzt gültigen Zeitbereich erneut berechnet. Reproduzierbarkeit und Emissionspegel gehen dadurch auf 48% bzw. 0.3*dB SPL* zurück und es liegt somit allenfalls eine fragliche Emission geringer Amplitude vor, deren Frequenzen dem Spektrum zufolge im Bereich von 1*kHz* liegen.

Insgesamt kann also gefolgert werden, daß die großen Zahlenwerte von Amplitude und Reproduzierbarkeit in diesem Falle nicht als Ausdruck einer deutlichen physiologischen Reizantwort gewer-

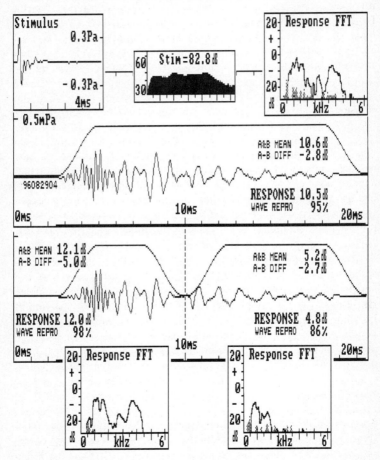

Abb. 4.**11** Anwendung von Fensterfunktionen zur näheren Untersuchung der Emission und ihres Spektrums in begrenzten Teilbereichen des Zeitfensters

tet werden dürfen – denn diese würde sich auch $6ms$ post-Stimulus in derselben Weise auswirken –, sondern auf den ungewöhnlich stark ausgeprägten Reizartefakt zurückzuführen sind.

Wenn die Möglichkeit zur manuellen Wahl von Fensterfunktionen mit beliebigen Anfangs- und Endpunkten besteht, können prinzipiell für jeden gewünschten Zeitbereich das Frequenzspektrum, der Korrelationskoeffizient, die Emissionsamplitude und der Pegel des Restrauschens berechnet werden. Auf diese Weise kann die Zeitabhängigkeit dieser Kenngrößen ermittelt werden, woraus u.a. Rückschlüsse auf das Latenzverhalten der TEOAE gezogen werden können. Aus dem an einem normalhörenden Ohr gemessenen und in Abb. 4.11 gezeigten Beispiel geht deutlich hervor, daß im frühen Zeitbereich (2.5 bis $10ms$) hoch- und tieffrequente Emissionsanteile auftreten, während in der zweiten Hälfte des Zeitfensters (10 bis $20ms$) ausschließlich Emissionsfrequenzen unterhalb von $2kHz$ anzutreffen sind. Dieser Feststellung kommt bei der Diagnose von Hoch- und Tieftonhörverlust eine große Bedeutung zu. Sie spiegelt den Sachverhalt wieder, daß apikale Cochlearegionen, deren Antwort mit einer längeren Latenzzeit erfolgt, auf den breitbandigen Clickreiz ausschließlich mit niedrigen Emissionsfrequenzen antworten, wohingegen der basale Bereich zumindest bei hohen Reizpegeln offensichtlich zur Erzeugung hoch- und tieffrequenter TEOAE befähigt ist.

Wenn die TEOAE kurzer Latenz aus Anteilen niedriger und hoher Frequenz zusammengesetzt sind, die späteren Signalkomponenten hingegen nur niedrige Frequenzen enthalten, dann überrascht es nicht, daß Amplitude und folglich auch Reproduzierbarkeit im frühen Zeitbereich höhere Werte aufweisen als bei den stärker verzögerten Emissionen. Erwartungsgemäß liegen die Parameter, die sich bei einer zeitlich integralen Auswertung der TEOAE über das *gesamte* Zeitfenster ergeben, zwischen diesen Extremen.

Filterung

So wie im Zeitbereich ein beliebiger Kurvenausschnitt durch die Zuhilfenahme von Fensterfunktionen ausgewählt und ausgewertet werden kann, so kann im Frequenzbereich mit Hilfe der digitalen Filterung ein gewähltes Intervall gesondert betrachtet werden.

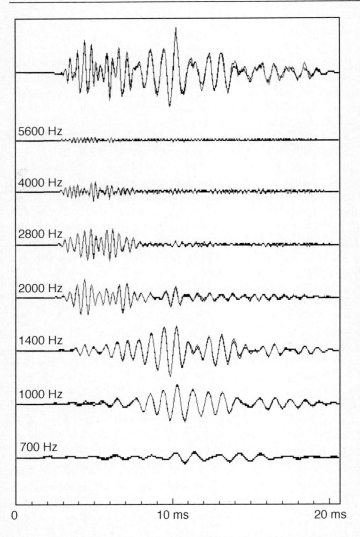

Abb. 4.**12** Aufspaltung der oben gezeigten clickevozierten TEOAE-Kurve eines normalhörenden Ohres in Halboktavbänder der links angegebenen Mittenfrequenzen durch digitale Filterung

Das digitale Filter eliminiert Signalanteile, die unterhalb der unteren oder oberhalb der oberen Grenzfrequenz liegen. Seine Übertragungsfunktion weist ähnlich wie die Fensterfunktion einen Durchlaß- und einen Sperrbereich auf. Im Unterschied zum Zeitfenster kann das Frequenzfilter die Signalanteile außerhalb des Durchlaßbereiches nicht vollständig eliminieren (endliche Sperrdämpfung) und der Übergang zum Sperrbereich verläuft grundsätzlich kontinuierlich (endliche Flankensteilheit).

Die Aufspaltung einer breitbandig evozierten und ebenso gemessenen TEOAE-Kurve in ihre Frequenzbänder ermöglicht die Beantwortung der Frage, in welchem Zeitbereich einzelne Frequenzkomponenten auftreten. In Abb. 4.12 ist die Zerlegung einer normalen TEOAE-Kurve in Halboktavbänder zwischen 595 und 6707 Hz gezeigt. Direkter als durch die Zeitfensterung ist hier zu erkennen, daß hohe TEOAE-Frequenzen ausschließlich im frühen und niedrige Frequenzen bevorzugt im späten Zeitbereich auftreten. Die Latenzzeit wird gemeinhin durch das Maximum der Einhüllenden (Envelope) der Teilsignale definiert. Erwartungsgemäß nimmt sie mit zunehmender Mittenfrequenz des betrachteten Frequenzbandes ab.

Die Filterung kann in ähnlicher Weise wie die Fensterung zur Identifizierung von Störungen und Reizartefakten herangezogen werden. Zeigt sich im Spektrum der ungefilterten Meßkurve ein eng umgrenztes Intensitätsmaximum, so erteilt die Filterung mit einem nur für den Bereich dieses Maximums durchgängigen Bandpaß darüber Auskunft, zu welchen Zeiten die fraglichen Frequenzen auftreten. Im Fall einer Gehörgangsresonanz sind die Oszillationen der gefilterten Kurve auf den frühen Zeitbereich begrenzt, wohingegen externe Störgeräusche eine zeitunabhängige Intensität aufweisen. Zeigen sich in den Kreuzleistungsspektren Bereiche, in denen das Rauschen gegenüber der physiologischen Antwort überwiegt, so können diese mit Hilfe der Filterung ausgeklammert werden, wodurch sich besser lesbare Kurven und eine größere und eher relevante Reproduzierbarkeit ergeben.

Auswertung der DPOAE

Viele der auf die verzögerten Emissionen bezogenen Ausführungen des vorangegangenen Abschnitts treffen auch für die otoakustischen Distorsionsprodukte zu. Bei beiden Typen otoakustischer Emissionen besteht die wichtigste Aufgabe des Auswerters in der Identifikation cochleärer Signale und ihrer Abgrenzung gegenüber Störsignalen. Anders als die TEOAE, deren charakteristischer Zeitverlauf ganz wesentlich zur Erkennung des Signals beiträgt, weisen aber die DPOAE keine differenzierten typischen Merkmale auf. In den meisten Fällen besteht das einzige bei der Signalerkennung verwertbare Kriterium im Nachweis einer signifikant erhöhten Schallintensität bei der durch die Primärtöne definierten Frequenz $2f_1 - f_2$. Daher läßt sich die aus den gemessenen Daten abgelesene Aussage im Prinzip auf ein Bit reduzieren, solange andere Parameter (Amplitude und Phase) nicht quantitativ einbezogen werden. Diese für eine automatisierte maschinelle Auswertung sicher vorteilhafte Situation birgt die Gefahr von Irrtümern in sich. Die Entscheidung über die Nachweisbarkeit von DPOAE muß daher sehr sorgfältig und unter Berücksichtigung aller möglichen Fehlerquellen getroffen werden.

Die Sicherheit kann durch die Einbeziehung von Redundanz (mehrere Messungen unter gleichen oder ähnlichen Bedingungen) wesentlich erhöht werden

Meßbedingungen

Voraussetzung für die Auswertbarkeit einer DPOAE-Messung ist das Vorliegen guter Meßbedingungen. Um diese auch nach Abschluß der Messung noch beurteilen zu können, muß außer den Meßergebnissen die Information über Sondenlage, Stabilität und Störeinflüsse vom Meßprogramm gespeichert werden und im Auswerteprogramm verfügbar sein. Das in Abb. 4.13 dargestellte DPgram kann nur gemeinsam mit den Hilfsdiagrammen sicher bewertet werden.

Die spektrale Darstellung des im Gehörgang registrierten Clickspektrums (Ear Canal Response in Abb. 4.13) gibt darüber Auskunft, ob die Lage der Meßsonde eine brauchbare Messung zu-

4. Auswertung

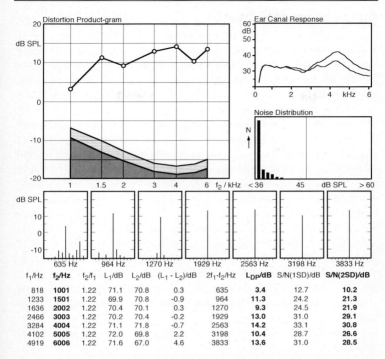

Abb. 4.13 Für die Auswertung einer Serie von DPOAE-Messungen (hier als DP-gram bei festem Reizpegel und variabler Frequenz) werden die Gehörgangsantworten, die Häufigkeitsverteilung des Störgeräuschpegels, die in der Umgebung der DP-Linie gemessenen Frequenzspektren und die Zahlenwerte von Reizparametern und Antwortkenngrößen herangezogen

ließ (vgl. Abb. 3.16). Die Gehörgangsantwort liegt zweifach vor, wenn sie für jeden der zwei Sondenhörer getrennt gemessen wurde.

Im Idealfall sind die zwei Kurven miteinander identisch und sie weisen im gesamten Frequenzbereich einen flachen Verlauf auf. Resonanzen und Kerben wirken sich auf die gemessene Schallintensität von Distorsionsprodukten aus. Besonders in der Nähe einer Kerbe mit großer Sperrdämpfung oder außerhalb des Übertragungsbereiches der Sonde können Schallpegel nicht zuverlässig bestimmt und etwaige Emissionen übersehen werden. Anders als Kerben wirken sich stark ausgeprägte Resonanzen weniger auf die Nachweisbarkeit als auf die Amplitude der otoakustischen Distorsionsprodukte aus. Wird die Gehörgangsantwort zur Wichtung der gemessenen DPOAE-Amplituden verwendet (probe compensation), so ist der Einfluß ihrer Maxima und Minima etwas zurückgedrängt, doch ist der Auswerter dadurch nicht von der Pflicht entbunden, die Zuverlässigkeit des Meßwertes durch Vergleich mit der Gehörgangsantwort zu prüfen.

Während der DPOAE-Messung wird der im Gehörgang vorliegende Schalldruckpegel innerhalb eines abseits der Reizfrequenzen liegenden Frequenzbandes in kurzen Zeitabständen registriert. Die Häufigkeitsverteilung der Pegelwerte (Noise Distribution in Abb. 4.13) erteilt Auskunft über das Ausmaß des während der Messung vorliegenden Geräuschhintergrundes. Immer wenn der Pegel oberhalb der als senkrechte Linie eingezeichneten Artefaktgrenze lag, wurde die Messung vorübergehend unterbrochen. Überdurchschnittlich stark kontaminierte Signalabschnitte werden dadurch aussortiert und die Gesamtzahl der für das Endergebnis verwerteten Einzelmessungen verringert. Günstige Meßbedingungen sind durch ein am linken Rand des Diagramms gebündeltes Pegelhistogramm und eine am oberen Rand der Verteilung lokalisierte Artefaktschranke gekennzeichnet.

Der Störgeräuschhintergrund der gemittelten Reizantwort ist aus deren Frequenzspektrum ablesbar. Ausschnitte der bei 7 verschiedenen Reiztonpaaren gemessenen Spektren sind in Abb. 4.13 gezeigt. Sie zeigen jeweils 5 Linien unter- und oberhalb des Distorsionsprodukts im Gesamtbereich $(2f_1 - f_2) \pm 75 Hz$. Die dem Störgeräusch entsprechenden Nebenlinien sind vor allem bei niedrigen Frequenzen erkennbar. Ihre Höhe nimmt mit zunehmender Zahl von Mittelungen ab, ihr Mittelwert und ihre Standardabweichung wird auch in der Synopsis des Gesamtergebnisses wiedergegeben.

Amplitude und Signal / Rausch-Verhältnis

Die Bestimmung von Amplitude und Signal/Rausch-Verhältnis der DPOAE bereitet wegen ihrer bekannten und exakt vorhersagbaren Frequenz wenig Probleme und ist daher maschinell und automatisch durchführbar. Die üblichen Diagramme zur Darstellung der

4. Auswertung

Meßergebnisse (DP-gram in Abb. 4.13 und 3.20, DP growth rate in Abb. 3.21 oder Latency-gram in Abb. 3.23) entstehen nach beendeter Messung ohne Zutun des Auswerters. Sie geben unmittelbar und ausschließlich darüber Auskunft, ob und wie weit die bei der Frequenz $2f_1 - f_2$ gemessene Schallintensität aus dem Grundrauschen herausragt. Die Frage, ob es sich hierbei um das von den Reiztönen mit Frequenzen f_1 und f_2 erzeugte otoakustische Distorsionsprodukt, um eine technisch oder apparativ bedingte Verzerrung oder um ein Produkt des Zufalls handelt, kann mit diesen Diagrammen jedoch prinzipiell nicht definitiv beantwortet werden.

Die schraffierten Bereiche im unteren Teil der erwähnten Diagramme geben die Grenzen des bei den jeweiligen Reizparametern abgeschätzten Störgeräuschpegels wieder. Da das Distorsionsprodukt eine sehr scharf definierte Frequenz $f_{DP} = 2f_1 - f_2$ aufweist, entspricht die bei Frequenzen etwas unter- oder oberhalb von f_{DP} gemessene Schallintensität dem breitbandigen Rauschen (Abb. 4.14). Aus einer begrenzten Anzahl benachbarter Meßwerte können der Mittelwert und die Standardabweichung der Störgeräuschamplitude abgeschätzt werden. Je weiter der bei der Frequenz $2f_1 - f_2$ gemessene Schallpegel den Störgeräuschpegel übertrifft, umso unwahrscheinlicher ist es, daß die bei dieser Frequenz beobachtete Linie und das Rauschen demselben stochastischen Prozeß entstammen.

Das entscheidende Maß für den Signal/Rausch-Abstand und seine Signifikanz ist die Standardabweichung der Störgeräuschamplitude: wenn die Amplitude des Rauschens normalverteilt ist, so kann das Distorsionsprodukt mit einer Konfidenz von 68% als nachgewiesen gelten, wenn seine Amplitude die mittlere Amplitude des Rauschens um mindestens eine Standardabweichung übertrifft. In Abb. 4.13 liegt der zugehörige Meßpunkt in diesem Fall außerhalb des dunkel schraffierten und innerhalb des hell schraffierten Bereiches. Liegt die Amplitude des Distorsionsproduktes um mehr als zwei Standardabweichungen oberhalb der mittleren geschätzten Störgeräuschamplitude, so beträgt die Konfidenz bereits 95%. Die obere Begrenzung der hell schattierten Fläche in Abb. 4.14 entspricht dem Pegel der um zwei Standardabweichungen vergrößerten mittleren Störgeräuschamplitude. Je weiter ein Meßwert oberhalb dieser Grenze liegt, desto eher kann er als ein signifikant aus dem

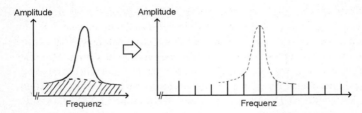

Abb. 4.14 Mittelwert und Standardabweichung des Störgeräuschuntergrundes werden aus der Höhe der Spektrallinien unmittelbar unterhalb und oberhalb des Distorsionsproduktes berechnet

Rauschen herausragendes Distorsionsprodukt interpretiert werden. Das relevante Maß für den Vergleich von Signal und Rauschen ist die in Einheiten der Standardabweichung – und nicht in dB – ausgedrückte Differenz der zugehörigen Schalldruckpegel.

Auch durch die Anwendung strenger Kriterien zur Unterscheidung zwischen Signal und Rauschen lassen sich falsch positive oder falsch negative diagnostische Entscheidungen nicht vollständig ausschließen. Es ist zu betonen, daß sich anhand des Signal/Rausch-Verhältnisses nur die Aussage treffen läßt, daß bei einer bestimmten Frequenz eine über dem Zufallsniveau höher liegende Schallintensi-

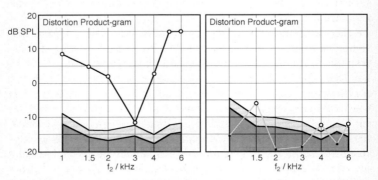

Abb. 4.15 Die Bewertung von Distorsionsprodukten sehr kleiner und nur wenig über das Restrauschen hinausgehender Amplitude ist häufig vom Kontext der gesamten Meßreihe abhängig. Die an einem normalhörenden Ohr bei $f_2 = 3$ kHz gemessene Amplitude (links) wird trotz gleichen Signal/Rausch-Verhältnisses eher als DPOAE interpretiert werden als der an einem tauben Ohr bei 4 kHz erhaltene Meßwert (rechts)

tät vorliegt. Der cochleäre Ursprung eines Signals dieser Frequenz ist auf diese Weise nicht beweisbar. In praktischen Fällen wird die Entscheidung durch die Beurteilung des Gesamtbildes der an einem Ohr bei vielen Frequenzen bzw. Reizpegeln gemessenen Reizantworten beeinflußt (Abb. 4.15): ein nahe am Restrauschen liegender Amplitudenmeßwert wird eher mit einem otoakustischen Distorsionsprodukt assoziiert, wenn bei anderen Messungen derselben Serie deutliche und zweifelsfreie DPOAE nachweisbar sind.

Durch das Einfließen solcher Kontextinformation erhält die Bewertung der Meßergebnisse eine willkürliche und subjektive Komponente, deren Einfluß dadurch eingegrenzt werden kann, daß sehr kleine Amplituden unterhalb von $-5dB\ SPL$ unabhängig vom Signal/Rausch-Verhältnis nicht oder nur nach sorgfältiger Prüfung als otoakustische Distorsionen interpretiert werden.

Reproduzierbarkeit

Zur Abgrenzung zwischen cochleärer Emission und Rauschen kann neben Amplitude und Signal/Rausch-Verhältnis auch die Reproduzierbarkeit der Meßgrößen dienen. Eine Reproduzierbarkeit kann immer dann definiert werden, wenn die Messung mehrfach durchgeführt wurde und die Ergebnisse der Messungen miteinander verglichen werden können (test/retest-reliability). Bei solchen Vergleichen zeigt sich allgemein, daß die Reproduzierbarkeit des Meßergebnisses umso besser ist, je größer das bei der Frequenz $2f_1 - f_2$ bestimmte Signal/Rausch-Verhältnis ist (Abb. 4.16).

Die numerische Angabe der Reproduzierbarkeit hat sich bei den DPOAE – anders als bei den TEOAE – nicht eingebürgert, sie kann aber prinzipiell für jeden einzelnen Meßwert aus den Rohdaten berechnet werden. Hierfür müssen die Zeitfunktionen oder die aus ihnen hervorgehenden Spektren in zweifacher Ausfertigung – als unabhängige Messungen oder als Teilmittelwerte *einer* Messung – vorliegen, so daß aus ihnen ein Korrelationskoeffizient berechnet werden kann. Es kann aber gezeigt werden, daß zwischen dieser Reproduzierbarkeit und dem Signal/Rausch-Verhältnis eine enge mathematische Beziehung besteht, wenn die Teilmittelwerte die gleiche Effektivamplitude aufweisen. Da diese Bedingung bei einer sinnvoll gewählten Artefaktbegrenzung näherungsweise erfüllt ist,

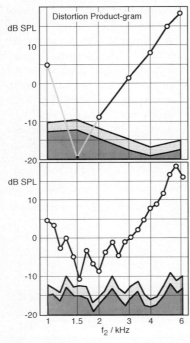

Abb. 4.16 Die Wiederholung einer DPOAE-Messung mit höherer Frequenzauflösung kann zur Beseitigung von Zweifeln über die Existenz cochleärer Emissionen in einzelnen Frequenzbereichen beitragen: ergab sich im gezeigten Beispiel zunächst bei 1.5 kHz keine signifikante Amplitude (oben), so lieferte die zweite Messung in diesem Frequenzbereich zwar kleine aber deutliche DPOAE (unten). Die Reproduzierbarkeit der Meßwerte ist umso besser, je weiter die DP-Amplitude aus dem Rauschen herausragt

können die zwei Parameter als annähernd gleichwertig angesehen werden und es ist daher zulässig, sich bei der Beurteilung der Messung auf einen von ihnen zu beschränken.

Weitere Signalerkennungskriterien

Die meßbaren Verzerrungsprodukte des Ohres sind elementare sinusförmige Schallwellen, deren jede einzelne durch lediglich 3 Parameter, nämlich Frequenz, Amplitude und Phase, definiert ist. Hierin weichen die DPOAE von den TEOAE ab; letztere sind aus sehr vielen Einzelwellen zusammengesetzt und zu ihrer vollständigen Beschreibung ist daher eine viel größere Zahl von Parametern erforderlich. Dieser fundamentale Unterschied zwischen beiden Emissionstypen wirkt sich auf ihre Nachweisbarkeit und die Auswertung aus. Eine Filterung, wie sie bei den TEOAE zur Verbesserung des Signal/Rausch-Verhältnisses angewendet werden kann, ist

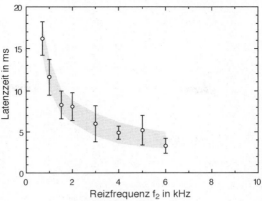

Abb. **4.17** Mittelwert und Standardabweichung der an normalhörenden Probanden gemessenen Latenz otoakustischer Distorsionsprodukte in Abhängigkeit von der Reizfrequenz (n = 30)

bei den DPOAE nicht sinnvoll, da ohnehin nur der interessierende Frequenzbereich betrachtet wird. Die Anwendung von zeitlichen Fensterfunktionen, mit deren Hilfe bei den verzögerten OAE Reizeinstreuungen eliminiert werden, kommt bei den DPOAE ebenfalls nicht in Betracht, da bei der perstimulatorischen Messung der Reiz nicht ausgeblendet werden kann.

Dennoch spielt auch bei den Verzerrungsprodukten das zeitliche Verhalten eine Rolle, denn die durch zwei Phasenmessungen bestimmte Latenzzeit der cochleären Antwort kann zur Unterscheidung zwischen Signalen cochleären Ursprungs und Störeinflüssen herangezogen werden. Diese Unterscheidung beruht auf dem Umstand, daß die Latenz der Emission von ihrem Entstehungsort entlang der cochleären Trennwand und folgerichtig – der tonotopen Organisation des Innenohres entsprechend – auch von der Frequenz der stimulierenden Primärtöne abhängt (Abb. 4.17). Verzerrungen, die im Reizgenerator, in den Hörern, im Mikrophon, im Gehörgang oder im Signalverstärker entstehen, hängen nicht in der für die Innenohrmechanik charakteristischen Weise mit der Frequenz zusammen. Die mit zunehmender Reizfrequenz abnehmende Latenzzeit ist somit ein starkes Indiz für den cochleären Ursprung der gemessenen Signale. Da die Latenz in sehr guter Näherung nicht vom Hörverlust abhängt, kann nicht nur die gesamte Latenz/Frequenz-Kennlinie, sondern auch ein einzelner, außerhalb des Normalbereiches liegender Wert zur Identifikation von Artefakten dienen.

5. Klinische Anwendung der otoakustischen Emissionen

Mit der Messung der evozierten otoakustischen Emissionen (EOAE) steht eine nichtinvasive, problemlos und schnell durchführbare sowie zuverlässige Untersuchungsmethode zur Funktionskontrolle der äußeren Haarzellen zur Verfügung. Da die meisten Schallempfindungsschwerhörigkeiten auf eine Funktionsstörung der äußeren Haarzellen zurückgehen, sind die EOAE auf die Mehrzahl der klinisch relevanten Fälle anwendbar. Nachweisbarkeit und Parameter der EOAE unterliegen keinen Vigilanzschwankungen, und sie weisen eine sehr hohe Stabilität gegenüber pharmakologischen Einflüssen auf. Die Untersuchung ist mit wenig Belastung und keinerlei Risiko oder Gefährdung für den Patienten verbunden. Da der Reizpegel auf Werte unterhalb $90 dB\ SPL$ begrenzt ist, sind lärmtraumatische Schädigungen des Gehörs – anders als bei der Impedanzaudiometrie oder der Elektrischen Reaktions-Audiometrie – nicht zu befürchten. Die Messung kann wegen der einfachen Bedienweise bei adäquater Einweisung von medizinischem Assistenzpersonal durchgeführt werden. Fehlermöglichkeiten sind durch geräteseitig eingebaute Kontrollfunktionen leicht erkennbar. Die Meßzeit ist kurz, sie beträgt nur wenige Minuten für beide Ohren, und der technische Aufwand ist vergleichsweise gering. Somit erfüllen die EOAE alle Anforderungen, die an eine Routine- und Screeningmethode zu stellen sind.

Bei der diagnostischen Bewertung der EOAE müssen ihre allgemeinen Eigenschaften berücksichtigt werden. Hierzu zählt ihre Abhängigkeit vom Lebensalter des Probanden. Es ist bekannt, daß sowohl die verzögerten Emissionen (TEOAE) als auch die otoakustischen Distorsionsprodukte (DPOAE) bei Neugeborenen eine besonders große Amplitude aufweisen. Mit zunehmendem Lebensalter nimmt die Amplitude auch bei normaler Hörschwelle kontinuierlich ab (Zorowka 1994). Zumindest teilweise läßt sich die Altersabhängigkeit der OAE-Amplitude auf die anatomischen Dimensionen des Gehörganges zurückführen. Da die Nachweisbarkeit der Emissionen eng an ihre Amplitude gekoppelt ist, wirkt sich die Altersabhängigkeit direkt auf die OAE-Inzidenz aus. Die Folge ist, daß das Fehlen von evozierten Emissionen bei älteren Patienten nicht zwingend mit einer tonaudiometrisch manifesten Hörstörung einhergehen muß.

Als zweiter demographischer Einflußfaktor ist die Abhängigkeit vom Geschlecht zu nennen. Spontane otoakustische Emissionen (SOAE) treten bei Frauen häufiger auf als bei Männern, und die Amplitude der evozierten Emissionen (EOAE) ist durchschnittlich etwas größer. Wenngleich für diese Beobachtungen keine statistische Signifikanz nachgewiesen werden kann, so sollte sie doch in die Beurteilung der Untersuchungsergebnisse einbezogen werden. Gemeinsam mit der Altersabhängigkeit ist somit das Fehlen nachweisbarer Emissionen bei jungen weiblichen Patienten schwerwiegender einzuschätzen als bei männlichen Patienten höheren Alters.

Die Existenz von TEOAE und DPOAE ist trotz unterschiedlicher Entstehungsmechanismen auf gemeinsame cochleäre Ursprünge zurückzuführen. Die zwei Emissionstypen sind somit einerseits eng miteinander verwandt, andererseits liefern sie – auch infolge der unterschiedlichen Reizparadigmen und Meßtechniken – etwas unterschiedliche Information. Zu einer vollständigen OAE-Untersuchung gehören trotz der Korrelationen zwischen den Meßgrößen sowohl die verzögerten Emissionen als auch die otoakustischen Distorsionsprodukte. Bei einem normalhörenden Ohr enthält das Spektrum der TEOAE alle auch im Reiz enthaltenen Frequenzen, und die DPOAE sind ebenfalls bei allen Reizfrequenzen nachweisbar (Abb. 5.1). Die Gültigkeit dieser Aussagen ist auf den Frequenzbereich zwischen 1 und $4 kHz$ beschränkt.

Um die an einem Ohr gemessenen TEOAE und DPOAE miteinander vergleichen und zum Tonaudiogramm in Beziehung setzen zu können, ist es sinnvoll, die mit den verschiedenen Methoden gewonnenen Meßwerte über einer gemeinsamen Frequenzskala aufzutragen. Es bietet sich an, hierfür die für das Tonaudiogramm eingebürgerte logarithmische Achse zu wählen. Wird auch die Gehörgangsantwort in derselben Weise dargestellt, so können Befunde und Fehlermöglichkeiten schnell überblickt und interpretiert werden. Soweit an einem Ohr beide Emissionstypen gemessen wurden,

5. Klinische Anwendung

wird in diesem Kapitel durchgehend von der in Abb. 5.1 gezeigten Darstellung der Ergebnisse Gebrauch gemacht.

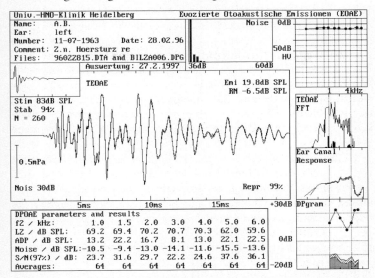

Abb. 5.1 Synoptische Darstellung der an einem normalhörenden Ohr gemessenen TEOAE und DPOAE. Im oberen Teil der Abbildung sind links die Patientendaten angegeben, in der Mitte ist die Häufigkeitsverteilung der während der DPOAE-Messung aufgetretenen Geräuschpegel und am rechten Rand das subjektive Tonaudiogramm gezeigt. Das große Diagramm in der Mitte enthält die zeitabhängigen TEOAE-Kurven, die bei einem Clickpegel (Stim) von 83 dB SPL mit einer Sondenstabilität (Stab) von 94% durch Mittelung über 260 Reizsequenzen gemessen wurden. Der Pegel des Umgebungsgeräusches (Nois) betrug 30 dB SPL, die Emissionsamplitude (Emi) 19.8 dB SPL bei einem Restrauschen (Residual Noise = RN) von -6.5 dB SPL und einer Reproduzierbarkeit (Repr) von 99%. In den Kreuzleistungsspektren (TEOAE FFT) dieser Kurve überwiegt der kohärente Anteil (weiß) gegenüber dem Restrauschen (dunkle Fläche). Im unteren Teil der Abbildung sind Parameter und Ergebnisse der DPOAE-Messung tabellarisch und graphisch wiedergegeben. Die Darstellung von Tonaudiogramm, TEOAE-Spektrum, Gehörgangsantwort und DPOAE über derselben logarithmisch geteilten Frequenzachse erleichtert die Zuordnung und den Vergleich der Befunde

Hörschwellenbestimmung

Sollen die OAE zur Untersuchung des Gehörs eingesetzt werden, so müssen sie eine zumindest qualitative, nach Möglichkeit auch quantitative Unterscheidung zwischen normalhörenden und schwerhörigen Ohren ermöglichen. Eine ideale Hörprüfung liefert für jede Frequenz einen exakten Zahlenwert für die Hörschwelle. Wie in diesem Abschnitt gezeigt wird, ist die OAE-Messung von diesem Ideal weit entfernt. Sie ermöglicht nur eine relativ grobe und wenig frequenzspezifische Abschätzung des Hörverlustes innerhalb von Bereichen, deren Grenzen von Reizpegel und Meßbedingungen abhängen.

Liegt bei allen Frequenzen ein stark ausgeprägter Hörverlust vor, so sind weder TEOAE noch DPOAE nachweisbar (Abb. 5.2). Aussagen über das *Ausmaß* des Hörverlustes können aus der Abwesenheit cochleärer Emissionen nur bedingt abgeleitet werden. Es zeigt sich, daß zwischen Ohren mit der in Abb. 5.2 gezeigten Hör-

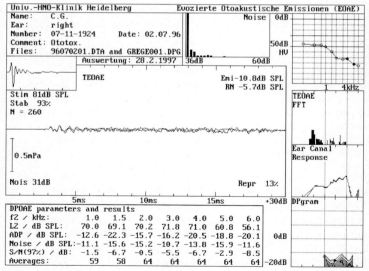

Abb. 5.2 Bei einem ausgeprägten pancochleären Hörverlust (hier nach Einwirkung ototoxischer Substanzen) sind weder TEOAE noch DPOAE nachweisbar. Zur Erklärung der Diagramme und Symbole vgl. Abb. 5.1

5. Klinische Anwendung

schwelle und vollständiger Taubheit hinsichtlich der OAE kein Unterschied besteht.

Zwischen den in Abb. 5.1 und 5.2 gezeigten Extremen ist mit einem kontinuierlichen Rückgang der meßbaren Emissionsaktivität zu rechnen. Ist die Hörschwelle nur geringfügig angehoben, so kann die Funktion der äußeren Haarsinneszellen nicht vollständig ausgefallen sein, und es können cochleäre Emissionen erwartet werden, deren Amplitude allerdings gegenüber dem Normalohr reduziert sein kann. Sind nicht alle Frequenzen von der Hörstörung betroffen, so werden in den noch normalen Bereichen der Cochlea normale per- und poststimulatorische OAE entstehen, während die geschädigten Abschnitte je nach dem Ausmaß der Funktionseinbuße nur eingeschränkt oder gar nicht zum akustischen Ausgangssignal beitragen.

Das Frequenzspektrum der durch den breitbandigen Clickreiz evozierten verzögerten Emissionen kann als ein grobes Abbild der Frequenzbereiche mit annähernd vollständiger Population funktionsfähiger Haarzellen interpretiert werden. Innenohrbedingte Hochtonschwerhörigkeiten sind durch ein Fehlen der hochfrequenten Anteile im Spektrum der TEOAE gekennzeichnet (Abb. 5.3). Bei Tieftonschwerhörigkeiten sind dagegen die tieffrequenten Anteile der verzögerten Emissionen abgeschwächt, wenngleich sie infolge einer physiologischen Besonderheit nur selten ganz fehlen. Hörschwelle und TEOAE-Spektrum entsprechen sich häufig auch bei mediocochleären Hörstörungen oder bei bizarren Audiogrammen. Allerdings betrifft diese Korrespondenz nur die integralen Eigenschaften von TEOAE und Hörschwelle, sie erstreckt sich nicht auf differentielle Details, denn das clickevozierte TEOAE-Spektrum weist auch bei normalhörenden Ohren schmale und unregelmäßige Kerben auf, die individuell verschieden sind und nicht als entsprechende Senken im Tonaudiogramm interpretiert werden dürfen. Im Emissionsspektrum spiegelt sich nur der grobe Verlauf der Hörschwellenkurve wider, ihre Feinstruktur wird zumindest von weit überschwellig evozierten OAE weder qualitativ noch quantitativ wiedergegeben. Eine etwas bessere Frequenzspezifität läßt sich durch die Reizung mit frequenzselektiven Tonpulsen erreichen.

Bei der in Abb. 5.3 gezeigten Messung an einem hochtonschwerhörigen Ohr treten im TEOAE-Spektrum nur Frequenzen

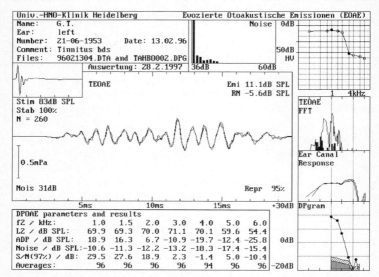

Abb. 5.3 TEOAE und DPOAE im Falle eines innenohrbedingten Hochtonhörverlustes. Zur Erklärung der Diagramme und Symbole vgl. Abb. 5.1

unterhalb von $2kHz$ auf, und in der zeitabhängigen Kurve fehlen die für das Hochtongehör typischen schnellen Oszillationen kurzer Latenz. In ähnlicher Weise wirkt sich die Frequenzabhängigkeit des Hörvermögens auf die DPOAE-Amplituden aus: nur bei den Reizfrequenzen $f_2 = 1kHz$, $1.5 kHz$ und $2kHz$ weist die Intensität der Frequenz $2f_1 - f_2$ einen genügenden Abstand zum Störgeräuschpegel auf, bei der Stimulation mit Primärtönen höherer Frequenz können keine Verzerrungsprodukte mehr nachgewiesen werden.

Während sich der Hochtonabfall der Hörschwelle unmittelbar in der Frequenzabhängigkeit der TEOAE- und DPOAE-Amplitude widerspiegelt, liegen die Verhältnisse im Fall eines Tieftonhörverlustes etwas weniger eindeutig (Abb. 5.4): das DP-gram entspricht zwar der mit der Frequenz ansteigenden Hörschwellenkurve, das TEOAE-Spektrum weist jedoch häufig auch bei niedrigen Frequenzen eine relativ hohe Intensität auf und zeigt somit die Hörstörung nicht unmittelbar an. Erst bei der Betrachtung der zeitabhängigen TEOAE-Kurve – welche nach der $10ms$-Marke keine Oszillationen mehr aufweist – tritt die Abweichung vom Normalbefund zutage.

5. Klinische Anwendung

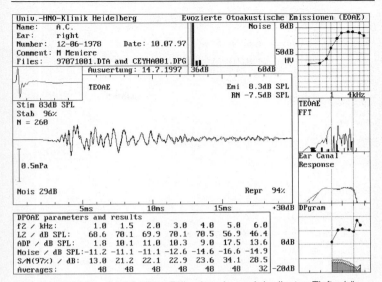

Abb. 5.4 TEOAE und DPOAE im Falle eines innenohrbedingten Tieftonhörverlustes

Typisch für den Tieftonhörverlust ist daher nicht die völlige Abwesenheit niedriger Frequenzen, sondern das Fehlen langsamer Oszillationen langer Latenz. Aus diesem Grund muß nicht nur das Spektrum, sondern auch der Zeitverlauf der TEOAE betrachtet werden.

Das Auftreten niederfrequenter verzögerter Emissionen kurzer Latenz ist darauf zurückzuführen, daß die basal gelegenen Haarzellen durch die vorüberziehende Wanderwelle auch von tieffrequenten Reizkomponenten zur Erzeugung evozierter Emissionen angeregt werden (Beattie u. Mitarb. 1994). Dies gilt insbesondere bei Stimulation mit hoher Intensität. Die Folge ist, daß im Frequenzspektrum der TEOAE auch bei Ausfall der apikalen Beiträge hohe *und* niedrige Frequenzen enthalten sind. Der umgekehrte Fall – nämlich die Anwesenheit hochfrequenter Emissionen bei ausgeprägtem Hochtonhörverlust – tritt deshalb nicht ein, weil die schnell oszillierenden Komponenten der Wanderwelle die apikalen Teile der Basilarmembran nicht mit genügender Amplitude erreichen. Die Existenz basaler und apikaler Quellen für tieffrequente verzögerte Emissionen ist auch der Grund dafür, daß bei normalhörenden Oh-

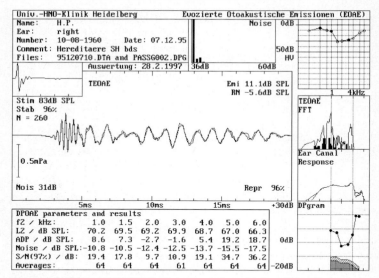

Abb. 5.5 TEOAE und DPOAE bei einem mediocochleären Hörverlust

ren im allgemeinen die Amplitude im Zeitbereich von kurzen zu langen Latenzzeiten und im Frequenzbereich von niedrigen zu hohen Frequenzen abnimmt. Bei der Interpretation der TEOAE ist daher zu beachten, daß niedrige Emissionsfrequenzen kurzer Latenz nicht für das Tieftongehör spezifisch sind, da sie auch bei cochleär bedingten Tieftonhörverlusten noch angetroffen werden.

Liegt bei normalem Tiefton- und Hochtongehör nur im Bereich mittlerer Frequenzen ein Hörverlust vor, so weist sowohl das TEOAE-Spektrum als auch das DP-gram ähnlich wie das Audiogramm eine Mulde auf (Abb. 5.5). Wie in den anderen Fällen, so kann auch bei der mediocochleären Hörstörung aus den gemessenen Emissionsamplituden zunächst keine genaue Aussage über die Lage der Hörschwelle und den betroffenen Frequenzbereich abgeleitet werden. Eine exakte Angabe der Schwelle scheitert an der interindividuellen Streuung der Amplituden und ihrer nur geringen Korrelation zum Hörverlust. Die Frequenzspezifität ist aus mehreren Gründen begrenzt: die DPOAE werden durch Stimulation mit zwei Primärtönen ausgelöst, deren Frequenzen sich um einen Faktor 1.2 voneinander unterscheiden und daher einen etwa terzbreiten Bereich der Basilarmembran aktivieren; bei den clickevozierten TEOAE trägt prinzipiell ein sehr ausgedehnter Bereich der Basilarmembran zur Antwort bei. Weil sich aus der breitbandigen cochleären Antwort die Beiträge der einzelnen Bereiche separieren lassen, wird die Frequenzspezifität der Aussage über die funktionelle Integrität der äußeren Haarzellen durch die Verwendung von frequenzselektiven Tonpulsen (Bursts) für die Auslösung der TEOAE nur unwesentlich gesteigert.

Hingegen führt eine Verringerung der üblicherweise relativ hohen Reizpegel durchaus zu einer Verbesserung der Frequenzspezifität beider Verfahren. Da mit der Abschwächung des Reizes aber zugleich die Emissionsamplitude reduziert wird, ist der Signalnachweis schwieriger. Der niedrigste Reizpegel, bei dem der Nachweis evozierter Emissionen gelingt, wird als Auslöseschwelle bezeichnet. Diese steht bei den TEOAE in einer nur sehr unscharf definierten Beziehung zum Hörverlust und sie ist daher zur Hörschwellenbestimmung nicht geeignet (Bonfils u. Mitarb. 1988). Allerdings weist die für die DPOAE gemessene frequenzabhängige Auslöseschwelle im allgemeinen eine sehr enge Korrelation zur Hörschwellenkurve auf. Schwellennah gemessene DPOAE geben daher die Frequenzabhängigkeit des Hörverlustes recht gut wieder.

Die Amplitude der evozierten Emissionen ist umso kleiner, je stärker der sensorische Hörverlust ausgeprägt ist. Die Streuung der Werte ist jedoch auch bei Ohren mit gleicher Hörschwelle sehr groß und die Korrelation zwischen Amplitude und Hörschwelle entsprechend gering (Abb. 5.6). Selbst beim normalhörenden Ohr können sich die DP-Amplituden bei zwei verschiedenen Frequenzen um bis zu $20 dB$ unterscheiden, ohne daß dem ein Unterschied in den Hörschwellen bei diesen Frequenzen gegenübersteht. Noch größere Unterschiede treten zwischen den Emissionspegeln verschiedener Ohren auf, auch wenn sich ihre Hörschwellen nicht unterscheiden. Hier ist neben der Größe des Gehörgangs als ein weiterer unter vielen Faktoren die Abhängigkeit der Emissionsamplitude vom Lebensalter zu beachten. Daher lassen die OAE-Amplituden generell keine quantitativen Aussagen zur Hörschwelle des untersuchten Ohres zu (Hauser u. Mitarb. 1991, Hoth 1995).

Neben Frequenz und Amplitude gehört als dritter Parameter die Phase bzw. Latenz der Emissionen zu ihrer vollständigen Beschrei-

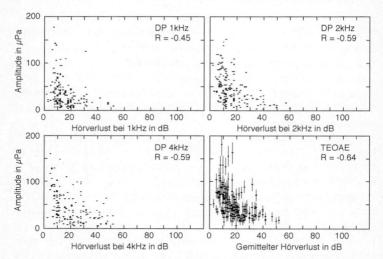

Abb. 5.6 Die Auswertung der Messungen an 240 Ohren innenohrschwerhöriger Patienten zeigt, daß die Amplitude aller Emissionen mit zunehmendem Hörverlust abnimmt. Aufgrund der großen Streuung der Meßwerte ergibt sich nur eine schwache Korrelation zwischen Hörschwelle und Emissionsamplitude. Die DPOAE wurden bei Reizpegeln $L_1 = L_2 = 70$ dB SPL gemessen und ihre Amplitude über dem bei der Frequenz f_2 bestimmten Hörverlust aufgetragen. Die bei einem Reizpegel von 80 dB SPL gemessenen TEOAE-Daten sind über dem Mittelwert der bei den Frequenzen 0.5, 1, 2 und 4 kHz bestimmten Hörschwellen aufgetragen

bung. Eine Beziehung zwischen Latenzzeit und Hörverlust wäre denkbar und sie könnte zur Bestimmung oder Abschätzung der Hörschwelle herangezogen werden. Es hat sich aber gezeigt, daß weder bei den TEOAE noch bei den DPOAE ein Zusammenhang zwischen der Hörschwelle und der zwischen Reizgebung und Antwort verstrichenen Zeit besteht: bis hinauf zu Hörschwellen von 60*dB* weicht die gemessene OAE-Latenz nicht systematisch von ihrem für die Reizfrequenz charakteristischen Wert ab (Hoth und Weber 1997).

Die zur Beschreibung der otoakustischen Emissionen notwendigen und hinreichenden Parameter Frequenz, Amplitude und Latenz weisen nur eine geringe und in dieser Reihenfolge abnehmende Korrelation zur Hörschwelle auf. Diese etwas unbefriedigende Situation hat dazu geführt, daß in erster Linie die Anwesenheit oder Abwesenheit von Emissionen klinisch und diagnostisch verwertet und die Messung daher nur bei einem, weit überschwellig liegenden Reizpegel durchgeführt wird. Die Erfahrung zeigt, daß die TEOAE auch bei hoher Reizintensität ($80 dB\ SPL$) nur dann nachweisbar sind, wenn der konduktiv oder sensorisch bedingte Hörverlust zumindest bei einem Teil der Audiometerfrequenzen weniger als $30 dB$ beträgt. Liegt der Hörverlust dagegen bei allen Frequenzen oberhalb dieser Grenze, so nimmt die Wahrscheinlichkeit für das Auftreten von TEOAE schnell ab (Abb. 5.7). Ein ganz ähnliches Verhalten zeigen die bei hohen Reizpegeln ($70 dB\ SPL$) gemessenen DPOAE: sie treten bei normalhörenden Ohren mit einer Inzidenz von annähernd 100% auf und werden immer seltener angetroffen, wenn die Hörschwelle die Grenze von etwa $50 dB$ erreicht oder überschreitet.

Die in Abb. 5.7 gezeigten Inzidenzhistogramme beinhalten zwei für die praktische Anwendung der EOAE sehr wesentliche Aspekte: erstens ist eine eindeutige Abnahme der Häufigkeit nachweisbarer Emissionen mit zunehmender Innenohrschädigung feststellbar, und zweitens ist der Übergang nicht sprunghaft, sondern kontinuierlich. Schon bei relativ geringfügigen Hörverlusten beträgt die OAE-Inzidenz nicht mehr 100%, und erst bei sehr stark angehobenen Schwellen sinkt sie auf 0%. Diese Feststellung trifft für beide Emissionstypen und unabhängig von der Reizintensität zu. Die wesentlichen Unterschiede zwischen TEOAE und DPOAE bestehen darin, daß die Diskriminationsstufe für die TEOAE bei niedrigeren Hörverlusten liegt und etwas steiler verläuft als für die DPOAE (Hoth 1996).

Für die praktische Anwendung einer jeden objektiven Funktionsprüfung des Gehörs ist die 100%-ige Inzidenz des Testsignals bei Normalhörigkeit eine der wichtigsten Voraussetzungen, da andernfalls die Rate falsch auffälliger Befunde hoch ist. Aus den in Abb. 5.7 gezeigten Inzidenzhistogrammen geht hervor, daß diese Voraussetzung nur bei den jeweils höheren Reizpegeln (TEOAE mit $80 dB\ SPL$ Clickpegel bzw. DPOAE mit $L_1 = L_2 = 70 dB\ SPL$) annähernd erfüllt ist (noch höhere Reizpegel kommen wegen der dann auftretenden Reizartefakte nicht in Betracht). Praktische Relevanz kommt daher nur den jeweils oben gezeigten Histogrammen und

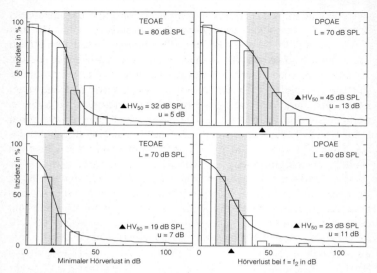

Abb. 5.**7** Nachweiswahrscheinlichkeit von TEOAE und DPOAE bei zwei verschiedenen Reizpegeln in Abhängigkeit vom Hörverlust. An die Daten (346 Ohren von 173 Patienten mit sensorischer Hörstörung; DPOAE: Mittelwerte der Messungen bei f_2 = 1, 1.5, 2, 3 und 4 kHz) wurden Diskriminationskurven angepaßt, deren Wendepunkt beim angegebenen Hörverlust HV_{50} liegt. Bei diesem Hörverlust sind in genau 50% der Fälle OAE nachweisbar. Die Unschärfe u gibt den (schattierten) Bereich an, in dem die Inzidenz von 75% (HV_{50} - u) auf 25% (HV_{50} + u) abnimmt

Diskriminationskurven zu. Ihnen zufolge sind die verzögerten Emissionen in mehr als 50% der Fälle nachweisbar, solange der Hörverlust bei mindestens einer Frequenz im Bereich 1 bis $4 kHz$ weniger als $32 dB$ beträgt. Die Verzerrungsprodukte bleiben bis zu etwas höheren Schwellen erhalten, ihre Inzidenz sinkt erst bei einem Hörverlust von $45 dB$ auf 50% ab. Die Inzidenzkurve der TEOAE weist eine etwas steilere Stufe auf als die der DPOAE, was mit einer etwas effektiveren Trennung zwischen normalen und geschädigten Ohren gleichbedeutend ist. Untersuchungen an Stichproben unterschiedlich alter Patienten haben darüber hinaus gezeigt, daß beide Stufen umso steiler verlaufen, je jünger die Probanden sind (Hoth 1995).

5. Klinische Anwendung

Die Gültigkeit der aus den Diskriminationskurven abgeleiteten Aussagen ist auf den Frequenzbereich zwischen 1 und 4*kHz* begrenzt (Schlögel u. Mitarb. 1995). Bei Frequenzen unterhalb 1*kHz* ist die Zuverlässigkeit der Messungen durch die vorwiegend tieffrequenten Störgeräusche beeinträchtigt, bei Frequenzen oberhalb von 4*kHz* sind die Meßergebnisse in hohem Maße von Übertragungseigenschaften und Lage der Sonde sowie der Anatomie des äußeren Gehörgangs abhängig. Zuverlässige Aussagen über den Verlauf der Hörschwelle im Tieftonbereich oder über einen Hörverlust bei hohen Frequenzen können somit aus der Untersuchung der evozierten Emissionen nicht abgeleitet werden. Die Verwertbarkeit von Emissionen, die außerhalb des angegebenen Bereichs bei sehr niedrigen oder sehr hohen Reizfrequenzen gemessen wurden, ist zwar bei kritischer Prüfung der Reiz- und Meßbedingungen nicht grundsätzlich ausgeschlossen, fehlende Emissionen dürfen jedoch nicht mit dem Nachweis eines Hörverlustes gleichgesetzt werden.

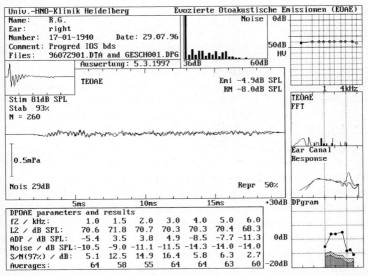

Abb. 5.8 Die transienten Emissionen erweisen sich als weniger robust gegen Hörschädigungen als die Verzerrungsprodukte. Typisch für mittelgradige innenohrbedingte Hörstörungen ist das Fehlen der TEOAE bei noch erhaltenen DPOAE

Aus der Feststellung, daß die TEOAE ausbleiben, sowie der günstigste Hörschwellenwert des Audiogramms die Grenze von etwa 30 dB überschreitet, die DPOAE hingegen bis zu Hörverlusten von etwa 50 dB nachweisbar sind, muß geschlossen werden, daß die Hörschwelle eines Ohres, an dem zwar DPOAE, nicht jedoch TEOAE nachgewiesen werden können, zwischen 30 und 50 dB liegen muß (Hoth 1996). Ein Beispiel, welches die Richtigkeit dieser Schlußfolgerung bestätigt, ist in Abb. 5.8 gezeigt. Die Kombination von TEOAE- und DPOAE-Messung ermöglicht also – je nachdem, ob *beide* Emissionstypen, *nur* die DPOAE oder *keine* Emissionen vorliegen – im Prinzip für jede Reizfrequenz im Bereich 1 bis 4 kHz die Eingrenzung des Hörverlustes in drei Bereiche (Abb. 5.9). Die Frequenzspezifität einer solchen Hörschwellenbestimmung darf aber nicht überbewertet werden, da bei hohen Reizpegeln nie ein einzelner Ort, sondern immer ein breiter Bereich der Basilarmembran angeregt wird und zur gemessenen Antwort beiträgt.

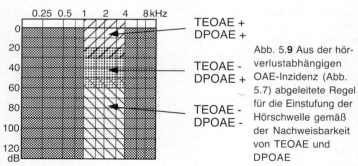

Abb. 5.**9** Aus der hörverlustabhängigen OAE-Inzidenz (Abb. 5.7) abgeleitete Regel für die Einstufung der Hörschwelle gemäß der Nachweisbarkeit von TEOAE und DPOAE

Die mit der OAE-Untersuchung eines Ohres gewonnene Information ist ausgeschöpft, wenn sowohl für die TEOAE als auch für die DPOAE Amplitude und Latenz sowie ihre Frequenzabhängigkeit ausgewertet und interpretiert wurden. Die Frage nach dem Vorliegen einer Hörstörung kann aber erst dann erschöpfend beantwortet werden, wenn *beide* Ohren eines Patienten untersucht und die Ergebnisse miteinander verglichen wurden. Zumindest ist es vorstellbar, daß aus dem Seitenvergleich der Emissionen auf eine Verschiedenheit der Hörleistung beider Ohren geschlossen werden kann. Den bisher vorliegenden Erkenntnissen zufolge liefert aber

5. Klinische Anwendung

der Seitenvergleich nur wenig verwertbare Information: die Korrelation zwischen den Emissionsamplituden beider Ohren eines normalhörenden Probanden ist nicht signifikant höher als die zwischen zwei beliebig ausgewählten Ohren verschiedener Individuen innerhalb eines Normalkollektivs. Im Einzelfall können sich die Amplituden beider Ohren von hörgesunden Probanden um bis zu einen Faktor 2 (das entspricht einer Differenz von $6dB$ in den Emissionspegeln) voneinander unterscheiden, wobei nicht immer das besser hörende Ohr die größere Amplitude aufweist. Der Verdacht auf Einbußen bei den Leistungen des beidohrigen Hörens (akustisches Lokalisationsvermögen sowie Hall- und Störgeräuschunterdrückung) ist erst oberhalb dieser Grenze begründet. Ein einseitiger Ausfall der Emissionen tritt nur auf, wenn sich die Hörschwellen beider Ohren um mehr als $30dB$ voneinander unterscheiden (Hoth 1996).

Die bisher beschriebenen Zusammenhänge zwischen Hörschwelle und Emissionsparametern gelten generell für alle Innenohrschwerhörigkeiten, bei denen ein Funktionsverlust der äußeren Haarzellen vorliegt. Dieser Funktionsverlust kann erblich bedingt sein und von Geburt an vorliegen, er kann als Folge von Infektionskrankheiten, Lärmexposition, Stoffwechselstörungen oder altersbedingter Degeneration langsam progredient auftreten, oder er kann die akute Folge der Einwirkung ototoxischer Antibiotika oder Zytostatika oder eines Hörsturzes sein. Eine getrennte Betrachtung dieser und anderer Fälle sensorischer Hörstörungen ist nicht erforderlich, da die OAE für Ursache und Genese von Haarzellschädigungen nicht spezifisch sind. Interessant ist dennoch die Betrachtung der Menière'schen Krankheit, bei der infolge eines Endolymphhydrops mit sekundärer Kaliumintoxikation ein Haarzellschaden mit der Folge einer Dauerkontraktion der äußeren Haarzellen auftreten kann. Die mit der gewöhnlichen Methode gemessenen cochleären Emissionen verhalten sich hier nicht grundsätzlich anders als bei anderen Innenohrschäden (Harris u. Probst 1992). Eine Differentialdiagnose des endolymphatischen Hydrops könnte aber mit Hilfe einer Tieftonmaskierung möglich sein. Die Stimulation des Innenohres zu festen Zeiten unterschiedlicher Phasen des Tieftonmaskierers führt normalerweise zu unterschiedlich großen Emissionen, da der Arbeitspunkt der mechano-elektrischen Transduktion durch die Stereozilienauslenkung verlagert wird und zudem die

Kopplung zwischen äußeren Haarzellen und Tektorialmembran von der Auslenkung der Basilarmembran abhängt. Es gibt experimentelle Hinweise darauf, daß die Verdeckungswirkung im Falle eines Endolymphhydrops nicht phasenabhängig ist. Durch die Messung tieftonmaskierter TEOAE könnte somit die Diagnose des M. Menière zumindest in bestimmten Krankheitsstadien objektiviert werden (Nubel u. Mitarb. 1995).

Von diesem Spezialverfahren abgesehen ist mit den EOAE keine Differenzierung verschiedener Innenohrschwerhörigkeiten möglich. Dies mindert ohne Zweifel ihre klinische Wertigkeit. Sie sind somit in erster Linie für die Feststellung einer Hörstörung, nicht für die Identifizierung ihrer Ursachen geeignet. Dennoch können die EOAE auch bei der ärztlichen Begutachtung von Hörstörungen wertvolle Information liefern. Zwar läßt sich die Hörschwelle des untersuchten Ohres nur in die oben angegebenen groben Kategorien einordnen – und dies auch nur ohne eine genaue Angabe der betroffenen Frequenzen –, doch genügt die Genauigkeit durchaus, um im Falle nachgewiesener Emissionen bei einer subjektiv angegebenen hochgradigen Schwerhörigkeit oder Taubheit den Verdacht auf Aggravation oder Simulation zu erheben, soweit eine retrocochleäre (d.h. neurale, zentrale oder psychogene) Hörstörung mit anderen Methoden ausgeschlossen werden kann. Das Ausbleiben der cochleären Emissionen gilt als Nachweis der Haarzellschädigung, wie er bei der Anerkennung von berufsbedingten chronischen Lärmschwerhörigkeiten gefordert wird (Oeken und Müller 1995). Es ist gezeigt worden, daß zwischen dem OAE-Nachweis und der aus Gesamtwortverstehen und prozentualem Hörverlust berechneten Gesamt-MdE eine Korrelation besteht (Plinkert und de Maddalena 1996).

Hörscreening bei Neugeborenen und Kleinkindern

Eines der wichtigsten Anwendungsgebiete der otoakustischen Emissionen besteht in der Früherkennung angeborener Hörstörungen im Rahmen eines Screening von Neugeborenen. Bereits heute haben sich vor allem die TEOAE wegen ihrer relativ problemlosen Messung und Interpretation in mehreren Studien als zuverlässiger Siebtest zum Ausschluß frühkindlicher Hörstörungen bewährt und sie werden von den Gesundheitsbehörden einiger Länder als Screeningverfahren empfohlen (Arnold u. Mitarb. 1995). Die sichere Erkennung normaler Reizantworten und ihre Abgrenzung gegenüber Störsignalen bereitet wegen der im kleinen Gehörgang besonders großen Amplitude (vgl. Abb. 4.5) kaum Probleme und sie läßt sich sogar weitgehend automatisieren.

Prinzipiell sind aufgrund der bereits bei Geburt ausgereiften Cochlea neben den TEOAE auch die DPOAE für die Untersuchung des Gehörs von Neugeborenen und Säuglingen nutzbar. Während für die Messung der TEOAE spezielle Säuglingssonden zur Verfügung stehen, kann die Einbringung der etwas größeren DPOAE-Sonde bei kleinen Gehörgängen manchmal Schwierigkeiten bereiten. Da die zwei Emissionstypen in Hinblick auf die Frequenzspezifität – welche überdies bei einem Hörscreening nicht im Vordergrund steht – etwa gleichwertig sind, hat die Beschränkung auf die verzögerten Emissionen keinen Informationsverlust zur Folge. Zu beachten ist ferner, daß die bei einem Hörverlust von etwa $30dB$ verschwindenden TEOAE für die Erfassung aller versorgungsbedürftigen Hörstörungen besser geeignet sind als die DPOAE, deren Inzidenz erst bei einem Hörverlust von etwa $50dB$ auf 50% sinkt. Reicht also die Zeit nicht für beide Untersuchungen aus, dann sind für die schnelle und zuverlässige Objektivierung von Hörstörungen bei Säuglingen und Kleinkindern die TEOAE den DPOAE vorzuziehen.

Die akustischen Störeinflüsse sind bei der Untersuchung von Säuglingen und Kleinkindern weit weniger kontrollierbar als bei der Messung von Emissionen an größeren Kindern, Jugendlichen oder Erwachsenen. Die besten Untersuchungsbedingungen liegen innerhalb der ersten Lebenswoche vor, innerhalb der ersten Lebensjahre nehmen die Störgeräusche mit zunehmendem Alter an Bedeutung zu. Es versteht sich von selbst, daß die OAE-Messung an einem schreienden Kind nicht durchführbar ist. Hingegen müssen die Störungen, die durch Saugen, Schlucken oder eine geräuscherfüllte Umgebung entstehen, nicht zwangsläufig das Zustandekommen einer verwertbaren Messung verhindern; häufig genügen die in den Artefaktpausen registrierten Signalabschnitte. Die günstigsten Bedingungen liegen erfahrungsgemäß im postprandialen Schlaf vor, wobei aber häufig starke und nur durch kurze Pausen unterbro-

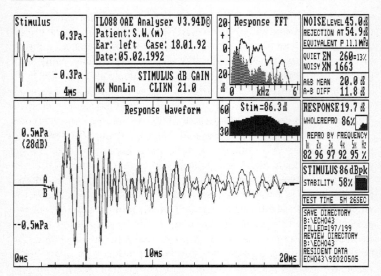

Abb. 5.10 Ergebnis der TEOAE-Messung an einem 18 Tage alten Kind.
Der hohe Störgeräuschpegel (45.0 dB) zwingt zur Wahl einer hohen Artefaktgrenze (54.9 dB). Diese wurde während des größten Teils der relativ langen Untersuchungsdauer (5 min 26 sec) überschritten (1663 Artefakte stehen 260 erfolgreichen Reizsequenzen gegenüber). Insbesondere bei Frequenzen unterhalb von 2 kHz liegt im Mittelungsergebnis ein starkes Restrauschen vor, die integrale Reproduzierbarkeit beträgt nur 86%. Trotz Geräuschbelastung und instabiler Sondenlage (58%) ist ohne Zweifel eine deutliche Emission großer Amplitude (19.7 dB SPL) nachweisbar. Zur Erzielung eines großen Signal/Rausch-Verhältnisses ist zum großen Teil die Folge des hohen Reizpegels (86 dB SPL). Unter günstigeren Meßbedingungen können aber auch mit deutlich niedrigeren Reizpegeln verwertbare Resultate erzielt werden (vgl. Abb. 4.5)

chene Atmungsgeräusche auftreten. Des weiteren kann nicht immer mit einer stabilen Sondenlage gerechnet werden. Auf die in diesem Lebensalter besonders große Emissionsamplitude ist es zurückzuführen, daß unter diesen ungünstigen Meßbedingungen selbst bei einer niedrigen Zahl von Mittelungsschritten in den meisten Fällen deutlich erkennbare TEOAE registriert werden können (Abb. 5.10).

Die Cochlea ist spätestens in der 24. Schwangerschaftswoche morphologisch und funktionell ausgereift, die cochleären Emissionen sind ab Geburt und auch bei Frühgeburten regelmäßig vorhanden. Sie unterliegen keinen Vigilanzeinflüssen, d.h. sie können ebenso im Wachzustand wie im natürlichen und medikamenteninduzierten Schlaf oder in Narkose nachgewiesen werden. Außer den bekannten Auswirkungen ototoxischer Substanzen (Aminoglykoside, Salicylate, Diuretika) sind keine pharmakologischen Einflüsse bekannt.

Infolge der steilen Diskriminationskurve in der hörverlustabhängigen Inzidenz nachweisbarer Emissionen ist eine scharfe Trennung zwischen normalhörenden und schwerhörigen Ohren möglich. Der Anteil falsch emissionspositiver Ergebnisse liegt unter 2% (hohe Sensitivität). Falsch negative Befunde können durch Fehler bei der Plazierung der Sonde, durch Unruhe des Kindes oder durch akustische Störungen zustande kommen (geringe Spezifität). Der Anteil falsch auffälliger Befunde läßt sich verringern, wenn alle fraglichen Meßergebnisse entweder zur Wiederholung der Untersuchung oder zur weiterführenden Diagnostik Anlaß geben. Bei konsequenter Beachtung der in Kap. 4 beschriebenen Auswerteregeln läßt sich zwischen unbrauchbaren Meßbedingungen und definitiv nicht vorhandenen Emissionen relativ sicher unterscheiden. Der durch die TEOAE-Untersuchung erzielbare Siebeffekt ist selbst dann, wenn alle ungewissen Fälle der bisher üblichen Frühdiagnostik zugeführt werden, ganz erheblich.

Die OAE-Messung ist bei Vorliegen eines der folgenden prä-, peri- und postnatalen Risikofaktoren indiziert:

- Pränatale Infektionen (Röteln, Zytomegalie, Varizellen)
- Drogenabusus der Mutter
- Rhesusfaktor-Inkompatibilität
- Früh- oder Mangelgeburt
- perinatale Asphyxie
- Mißbildungssyndrome
- kongenitale Hypothyreose
- hereditäre Disposition
- Hyperbilirubinämie
- Mehrfachbehinderungen
- schwere neonatale Sepsis
- Meningitis
- ototoxische Medikamente

Das Ziel der OAE-Untersuchung von Neugeborenen besteht in der Auffindung versorgungsbedürftiger Funktionsstörungen des Innenohres. Diese treten bei Hochrisikokindern mit einer Inzidenz von 1 bis 3%, bei einer Population ohne Risikofaktoren mit einer Häufigkeit von 1 bis 3‰ auf (Jacobson u. Mitarb. 1990, Oudesluys-Murphy u. Mitarb. 1996). Tubenventilationsstörungen und Fruchtwasserreste in der Paukenhöhle gehen mit Schalleitungsverlusten einher, die eine starke Dämpfung oder ein Verschwinden der TEOAE vor allem bei niedrigen Frequenzen zur Folge haben. Fehlende OAE können somit auch auf Funktionsstörungen des Mittelohres hinweisen, das alleinige Fehlen der EOAE läßt noch keine weitere topodiagnostische Aussage zu. Erst von der in Verdachtsfällen erforderlichen weiterführenden pädaudiologischen Diagnostik (insbesondere der BERA) läßt sich eine quantitative Hörschwellenbestimmung oder die Unterscheidung zwischen Mittel- und Innenohrschwerhörigkeit erwarten. Dies ist bei der hohen Inzidenz von Schalleitungsschwerhörigkeiten, bedingt durch Fruchtwasserreste bei Untersuchung während der ersten Lebenstage, oder durch ein Sero-Mucotympanum auch zu späteren Lebensabschnitten relevant. In Hinblick auf den Abbau von Fruchtwasserresten einerseits und eine noch möglichst niedrige Inzidenz von Mittelohrentzündungen andererseits liegt der günstigste Zeitpunkt für die OAE-Messung etwa am dritten Lebenstag (Kok u. Mitarb. 1992).

Die Durchführung eines flächendeckenden Screening von Neugeborenen stellt an das Untersuchungsverfahren besondere Anforderungen, die von denen der normalen Untersuchungspraxis etwas abweichen. An erster Stelle steht eine hohe Sensitivität, die mit einem niedrigem Anteil falsch unauffälliger Befunde gleichbedeutend ist. Einer hohen Spezifität, d.h. dem Auftreten nur weniger falscher Alarme, kommt keine so hohe Bedeutung zu, wenn die Möglichkeit zu Folgeuntersuchungen besteht. Weiterhin bringt die große Zahl von Untersuchungen die Forderung nach einem geringen apparativen und personellen Aufwand mit sich. Ein flächendeckendes Screening ist nicht praktikabel, wenn hohe Investitionen und hochqualifiziertes Personal erforderlich sind. Herkömmliche OAE-Meßgeräte sind daher für ein Hörscreening nicht geeignet, denn die mit ihnen gewonnenen Messungen müssen von erfahrenen Untersuchern beurteilt werden.

5. Klinische Anwendung

Für das Hörscreening von Neugeborenen wurden spezielle Apparaturen entwickelt, bei denen der Untersuchungsablauf und die Auswertung weitgehend automatisiert sind (ECHOSCREEN® und ECHOSENSOR®). Diese Screeninggeräte verfügen über eine LED-Anzeige, die die Reiz- und Meßbedingungen sowie den Meßvorgang anzeigen und damit kontrollierbar machen. Das Ergebnis selbst wird nicht in Form einer kompletten Kurve, sondern anhand von roten und grünen Leuchten angezeigt. Für die Signalbewertung werden verschiedene signalstatistische Ansätze verfolgt; sie beruhen entweder auf der Beurteilung des Signal/Rausch-Verhältnisses oder auf der Auswertung der Binomialstatistik beim Vergleich des im Gehörgang registrierten Signals mit einem gleichverteilten Referenzsignal (stochastisch-ergodische Konversion). Gemeinsam ist beiden Ansätzen, daß sie die Anwesenheit von cochleären Emissionen durch eine oder wenige Signalleuchten anzeigen. Der Untersucher bewertet nicht die vollständige im Meßergebnis enthaltene Information, er entnimmt der Anzeige lediglich die Information über vorhandene („pass") oder fehlende („fail") Emissionen. Zur Reduktion der in der Screeningsituation vermehrt vorhandenen Störgeräusche erfolgt eine engere Bandpaßbegrenzung bei der Filterung des Mikrophonsignals. Das Zeitfenster liegt bei $10 ms$, der Reizpegel variiert zwischen 74 und $86 dB\ SPL$, und die Reizfolgerate beträgt typischerweise 100 pro Sekunde.

Im Rahmen einer Pilotstudie an mehreren hundert Neugeborenen wurden Zuverlässigkeit und Praktikabilität der OAE-Messung mit Screeninggeräten überprüft (Lenarz 1997). Aus dem Vergleich mit herkömmlicher TEOAE- und DPOAE-Messung sowie BERA und Tympanogramm ergaben sich eine Sensitivität von 98% und eine Spezifität von 95% bzw. 94%, wenn ein Signal/Rausch-Abstand von mindestens $3 dB$ bzw. $6 dB$ als Kriterium für einen emissionspositiven Screeningtest gefordert wurden (Reuter u. Mitarb. 1997). Wird die Nachweisbarkeit von OAE in Zweifelsfällen durch eine zweite Messung überprüft, so erhöht sich die Spezifität auf 96%, in Übereinstimmung mit den Ergebnissen anderer Studien (Brass und Kemp 1994, White u. Mitarb. 1994). Weiterhin konnte nachgewiesen werden, daß die Messung nach Anleitung durch Säuglingskrankenschwestern auf der Neugeborenenstation durchgeführt und bewertet werden kann. Eine spätere Bewertung der aufgezeichneten Meßkurven durch audiologisch ausgebildetes Personal erscheint jedoch weiterhin wünschenswert.

Mithin bestehen in den Strukturen des Gesundheitswesens der Bundesrepublik Deutschland günstige Voraussetzungen für die Einführung eines universellen Hörscreenings bei Neugeborenen. Der zu veranschlagende gesamte Meßzeitaufwand von 10 Minuten pro Kind für angelerntes Personal ist auch unter dem Gesichtspunkt der Kosten vertretbar. Da mehr als 90% der Kinder in Kliniken geboren werden, ist eine hohe Erfassungsrate garantiert, Nachuntersuchungen können bei fehlenden OAE am nächsten Tag oder zu einem späteren Zeitpunkt durchgeführt werden. Bei Bestätigung des Verdachts auf Schwerhörigkeit ist eine nachfolgende Untersuchung beim Hals-Nasen-Ohrenarzt oder Pädaudiologen sinnvoll und erforderlich.

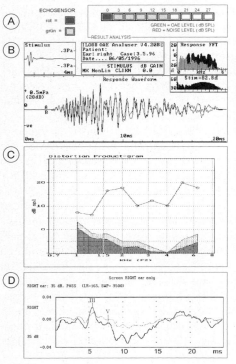

Abb. 5.11 Vergleich der mit verschiedenen Methoden am rechten Ohr eines normalhörenden Neugeborenen gewonnenen Meßergebnisse (Reuter u. Mitarb. 1997).

A (Echosensor-Anzeige): OAE ≈ 15 dB SPL, Restrauschen ≈ 0 dB SPL

B (TEOAE): eindeutige verzögerte Emissionen im Bereich zwischen 1.5 und 5 kHz erkennbar

C (DPOAE): Verzerrungsprodukte bei allen untersuchten Frequenzen

D (BERA): FAEP mit regelrechten Latenzen

5. Klinische Anwendung

Die für ein normalhörendes Ohr typische Konfiguration der Ergebnisse ist in Abb. 5.11 gezeigt. Bei nicht eindeutiger Emissionsanzeige des Screeninggerätes ergeben in der Regel auch die herkömmlichen EOAE-Messungen grenzwertige Befunde (Abb. 5.12). Es läßt sich aber grundsätzlich nicht ausschließen, daß schlechte Meßbedingungen (insbesondere ein hoher Störgeräuschpegel), und nicht fehlende OAE für das Ausbleiben einer positiven Signal/Rausch-Anzeige verantwortlich sind. Dennoch wird der erwähnten Studie zufolge das Vorliegen nachweisbarer Hörstörungen mit einer Sensitivität von nahezu 100% angezeigt. Ein Beispiel für den dreifach belegten Ausfall der EOAE ist in Abb. 5.13 gezeigt. Es muß aber betont werden, daß derartige Befunde trotz ihrer Eindeutigkeit nicht mit dem Nachweis einer Innenohrschwerhörigkeit gleichge-

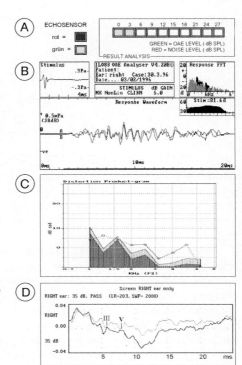

Abb. 5.**12** Am annähernd normalhörenden rechten Ohr eines Neugeborenen gewonnene Meßergebnisse (Reuter u. Mitarb.1997).

A (Echosensor-Anzeige): OAE ≈ 3 dB SPL, Restrauschen < 0 dB SPL

B (TEOAE): eindeutige Emissionen im Bereich zwischen 1.5 und 3 kHz erkennbar

C (DPOAE): Verzerrungsprodukte kleiner Amplitude bei fast allen untersuchten Frequenzen

D (BERA): FAEP mit regelrechten Latenzen

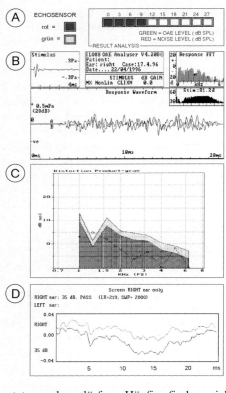

Abb. 5.13 Meßergebnisse vom rechten Ohr eines Neugeborenen mit nachgewiesener Hörminderung (Reuter u. Mitarb. 1997).

A (Echosensor-Anzeige): Restrauschen ≈ 9 dB SPL, keine über diesen Pegel hinausgehenden OAE

B (TEOAE): im gesamten Frequenzbereich keine verzögerten Emissionen erkennbar

C (DPOAE): bei keiner Frequenz Verzerrungsprodukte nachweisbar

D (BERA): keine reproduzierbaren FAEP nachweisbar

setzt werden dürfen. Häufig finden sich abgeflachte Tympanogramme, die durch Fruchtwasserreste oder eine ohrmikroskopisch festgestellte Verdickung der Trommelfellschleimhaut erklärt werden können.

Trotz der mangelnden Fähigkeit zur Differenzierung zwischen Mittel- und Innenohrschwerhörigkeiten sind die OAE im allgemeinen und die Screeningmethoden im besonderen für die frühzeitige Erkennung von Hörstörungen geeignet. Es entspricht der Definition eines Siebtestes, daß grenzwertige und auffällige Befunde einer Bestätigung durch die bekannten aufwendigeren und quantitativen Methoden bedürfen. Für ein universelles Screening stehen Einfachheit und Zuverlässigkeit der Untersuchungsmethode sowie Verfügbarkeit von Untersuchern, die im Umgang mit Säuglingen geübt sind, im Vordergrund. Das Ziel besteht in einer deutlichen Vorverlegung des Zeitpunktes, zu dem versorgungsbedürftige Hörstörungen sicher diagnostiziert werden (derzeit durchschnittlich etwa 2.5 Lebensjahre), um die durch die auditorische Deprivation bedingten Entwicklungsschäden (Sprachbehinderung, zentrale Verarbeitungsstörungen mit Leistungseinschränkungen in kognitiven und intellektuellen Bereichen sowie Störungen in der emotionalen und psychosozialen Entwicklung) abzuwenden.

Nicht nur die Untersuchung von Neugeborenen und Säuglingen, wo es auf die Unabhängigkeit von der Kooperation des Patienten in besonderem Maße ankommt, sondern die *gesamte* Pädaudiologie stellt ein bevorzugtes Anwendungsgebiet der OAE dar. Bei der Abklärung einer angeborenen oder erworbenen Schwerhörigkeit, der Beurteilung einer psychogenen Hörstörung und zur Topodiagnostik sind die OAE unverzichtbar. Als sehr schwierig und daher in den Ergebnissen oftmals unzuverlässig erweist sich die Messung der OAE bei Kindern im Alter von 1 bis 3 Jahren. Das Problem besteht in der Schaffung einer Untersuchungssituation, bei der sich der Patient etwa eine Minute lang unbewegt und geräuschlos verhält. Der Erfahrung zufolge ist dies nur in etwa der Hälfte der Fälle zu erreichen (und auch hier oftmals nur durch geduldige Motivation), doch ist diese Problematik keineswegs für die Messung otoakustischer Emissionen spezifisch. Eine Sedierung ist in der Regel für die Messung der EOAE besonders bei Neugeborenen nicht erforderlich. Hingegen kann sie bei älteren Kindern erforderlich sein, insbesondere dann, wenn zusätzlich weitere objektive audiometrische Methoden, wie z.B. die BERA, eingesetzt werden.

Topodiagnostik

Die Verfahren zur Messung der evozierten cochleären Emissionen schließen im Testinventar der objektiven Audiometrie eine bisher bestehende Lücke, da sie eine direkte Beurteilung der Funktion des Innenohres bzw. der äußeren Haarzellen ermöglichen. Sie stellen somit hinsichtlich der Topodiagnostik eine Ergänzung zur Elektrischen Reaktions-Audiometrie (ERA) und der Impedanzaudiometrie dar. Die Indikation zur Anwendung der invasiven Elektrocochleographie (ECochG) zur Ableitung der cochleären Mikrophonpotentiale und des Summationspotentials liegt wegen der Nichtinvasivität der EOAE-Messung sehr viel seltener vor.

Bei Vorliegen einer Schalleitungsschwerhörigkeit können aufgrund der Dämpfung im Schallübertragungsapparat in aller Regel keine OAE oder nur solche mit reduzierter Amplitude registriert werden. Ein entsprechender Impedanzbefund wird diesen Sachverhalt aufklären.

Bei der Innenohrschwerhörigkeit liegt in den meisten Fällen eine Schädigung äußerer Haarzellen vor. Folgerichtig sind bei regelrechtem Tympanogramm nur abgeschwächte oder keine otoakustischen Emissionen zu evozieren. Eine theoretisch mögliche Ausnahme stellt die ausschließliche Läsion innerer Haarzellen dar, die jedoch bisher klinisch nicht definiert ist. Der Nachweis cochleärer Emissionen ist mit einer weitgehend intakten Funktion des cochleären Verstärkers und der weitgehend ungestörten Übertragung seiner Vitalitätszeichen gleichbedeutend.

Sind Emissionen trotz Vorliegen einer Schwerhörigkeit vorhanden, so ist zunächst eine Schalleitungsschwerhörigkeit ausgeschlossen und das Untersuchungsergebnis muß als Hinweis auf eine Ursache der Schwerhörigkeit jenseits (zentral) der äußeren Haarzellen gewertet werden. Rein retrocochleäre Hörstörungen sind durch Hörverlust und normal evozierbare otoakustische Emissionen bei pathologischem Befund der Hirnstammpotentiale gekennzeichnet. Ein Beispiel für diese Befundkonstellation ist in Abb. 5.14 gezeigt. Das isolierte Auftreten von retrocochleären Schäden stellt jedoch eher die Ausnahme dar. Zusätzlich vorliegende cochleäre Störungen können mit der retrocochleären Störung ursächlich zusammenhängen – etwa durch eine Behinderung der arteriellen Versorgung der Cochlea – oder unabhängig von ihr vorhanden sein – etwa infolge Lärmexposition oder altersbedingter Degeneration. Daher findet sich zumindest beim Akustikusneurinom in der Mehrzahl der Fälle die aus Hörverlust, fehlenden otoakustischen Emissionen und pathologischem Befund der Hirnstammpotentiale zusammengesetzte Befundkonstellation (Hoth u. Mitarb. 1994). Mit Hilfe der ECochG sind die cochleären Mikrophonpotentiale (Cochlear Microphonics, CM) bei rein retrocochleären Störungen ableitbar, das Summenaktionspotential des Hörnerven (Compound Action

5. Klinische Anwendung

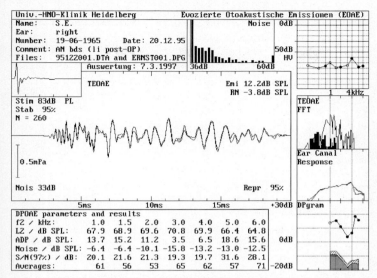

Abb. 5.14 Tonaudiogramm und EOAE-Befund bei einem Ohr mit nachgewiesenem Akustikusneurinom bei Neurofibromatose II

Potential, CAP) hingegen kann je nach dem Sitz der Läsion im Bereich des distalen oder proximalen Hörnerven bzw. des Hirnstammes fehlen.

Nur wenn bei mindestens mittelgradiger Schallempfindungsschwerhörigkeit evozierte Emissionen nachgewiesen werden, trägt dies zur Formulierung oder Bestätigung des Verdachts auf eine retrocochleäre Störung bei. Die bisher noch ungenügend gefestigte Erfahrung legt nahe, daß eher solche retrocochleären Störungen, die ihre Ursache im Hirnstamm haben, und weniger das im inneren Gehörgang lokalisierte Akustikusneurinom mit dem Ausbleiben cochleärer Folgeschäden, d.h. mit der Anwesenheit von cochleären Emissionen, einhergehen. Im Extremfall steht einer vollständigen Taubheit ein normaler OAE-Befund gegenüber (Abb. 5.15). Diese Konstellation läßt keinen Interpretationsspielraum offen, die Diagnose ist eindeutig. Der praktische Nutzen der OAE wird noch dadurch vergrößert, daß die BERA in solchen Fällen ein indifferentes Ergebnis liefert, da auf der betroffenen Seite keine akustisch evozierten Potentiale (AEP) nachweisbar oder allenfalls contralaterale Ver-

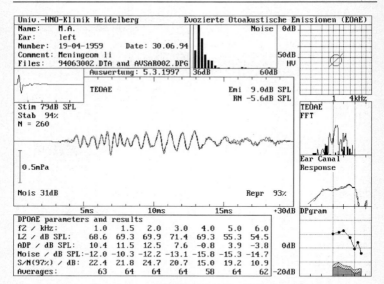

Abb. 5.15 Tonaudiogramm und EOAE-Befund im Falle eines Meningeoms

änderungen zu erwarten sind. Bei fehlenden Hirnstammpotentialen und noch vorhandenen OAE kann die Topodiagnostik durch Hinzunahme des CAP verfeinert und die Funktion des Hörnerven besser beurteilt werden.

Nimmt infolge des Tumorwachstums die Innenohrschädigung zu, so kann mit Hilfe der OAE eine Progredienz beobachtet werden. Hierbei verringert sich zunächst die Amplitude der TEOAE bis zu ihrem völligen Verschwinden, erst danach werden die DPOAE in Mitleidenschaft gezogen. Die Nachweisbarkeit von cochleären Emissionen bei hochgradiger Schwerhörigkeit oder Taubheit muß als Vitalitätszeichen des Innenohres angesehen und in die Erwägungen bei der Wahl des operativen Zuganges einbezogen werden.

Aus der postoperativen Messung der OAE können Rückschlüsse auf eine eventuell eingetretene Beeinträchtigung der Innenohrfunktion gezogen werden. Die in Abb. 5.15 gezeigten nahezu normalen EOAE weisen nach dem Eingriff eine deutlich verringerte Amplitude auf (Abb. 5.16). Bemerkenswert ist hier auch das fast vollständige Fehlen der TEOAE und eine nur partielle Reduktion der DPOAE. Das Hörvermögen hat sich nicht regeneriert, zu der

5. Klinische Anwendung

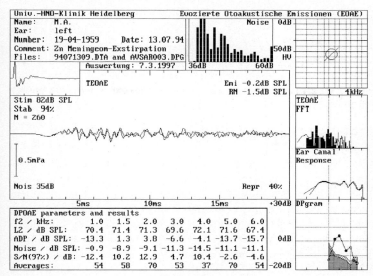

Abb. 5.16 Tonaudiogramm und EOAE-Befund desselben Patienten wie in Abb. 5.15 nach neurochirurgischer Entfernung des Meningeoms

rein neural bedingten präoperativen Taubheit ist eine Innenohrschädigung hinzugekommen, deren weitere Entwicklung nicht beobachtet wurde.

Liegt der sensorineurale Hörverlust bei Kleinhirnbrückenwinkeltumoren präoperativ unterhalb von $30 dB$, so sind TEOAE und DPOAE grundsätzlich vorhanden. Im postoperativen OAE-Befund können auch bei erhaltenem Hörvermögen Amplitudeneinbußen auftreten, von denen die TEOAE allgemein stärker betroffen sind. Ist eine gehörerhaltende Entfernung des Tumors nicht möglich, so kann aus der Kombination von OAE- und AEP-Untersuchung der Schädigungsmechanismus rekonstruiert werden.

Die otoakustischen Emissionen eignen sich grundsätzlich auch für die intraoperative Überwachung (Monitoring) der Innenohrfunktion. Allerdings ist der Einsatz durch den höheren Geräuschpegel im Operationsraum deutlich eingeschränkt. Neben den von verschiedenen Geräten ausgehenden Geräuschen müssen hier vor allem die direkt am Patienten erzeugten Störgeräusche wie Saugen, Bohren oder Bewegen des Kopfes beachtet werden. Weiterhin schränkt die

Notwendigkeit der Sondenpositionierung direkt im Gehörgang die Anwendung ein. Aufgrund der im Vergleich zur ECochG und Direktableitung des Aktionspotentials vom Hörnerven langen Meßdauer ist eine *online*-Überwachung der Haarzellfunktion nur eingeschränkt möglich. Zum jetzigen Zeitpunkt scheint daher der Einsatz der OAE für das intraoperative Monitoring im Vergleich zu den verfügbaren ERA-Methoden in der Routine als nicht gesichert.

OAE und Tinnitus

Trotz intensiver Suche ist bisher kein systematischer und allgemeingültiger Zusammenhang zwischen den cochleären Emissionen und Tinnitus gefunden worden. Zwar lassen sich bei Tinnituspatienten gelegentlich spontane Emissionen objektivieren, deren Frequenz mit der des subjektiv empfundenen Ohrgeräusches übereinstimmt, doch sind solche Koinzidenzen selten und wohl eher zufällig. Das gilt auch für solche Tinnituspatienten, bei denen sehr starke und objektiv wahrnehmbare SOAE auftreten: nur in etwa 4% dieser Fälle ist der Tinnitus SOAE-induziert (Penner 1990).

Nach kurzzeitiger intensiver Beschallung treten allerdings Effekte auf, die auf einen Zusammenhang zwischen Tinnitus und otoakustischen Emissionen hindeuten: die Emissionsamplitude steigt zunächst steil an, erreicht etwa eine Minute nach der Schallexposition ein Maximum und pendelt sich nach wenigen Minuten wieder auf den Ausgangswert ein (Kemp 1986). Zugleich erholt sich die initiale Schwellenabwanderung und es können spontane Emissionen entstehen bzw. Veränderungen in der Frequenz bereits vorhandener SOAE eintreten. Zumindest einige der ansonsten tinnitusfreien Versuchspersonen berichten hierbei über vorübergehende Ohrgeräusche, die als cochleogene Vibrationen gedeutet werden können.

Bei Patienten, die an *chronischen* Ohrgeräuschen leiden, weichen die evozierten Emissionen weder hinsichtlich ihres Auftretens noch in ihren Parametern von denen normaler Ohren ab (Wilson 1986). Einzelnen Berichten zufolge ist allerdings die Emissionsamplitude bei unilateralem Tinnitus auf der betroffenen Seite signifikant kleiner und es können Latenzverschiebungen nachgewiesen werden (Lind 1996). Im Verhalten bei contralateraler Beschallung wird einerseits über ein Ausbleiben der Amplitudenreduktion bei einseitigen Ohrgeräuschen berichtet (Chery-Croze u. Mitarb. 1993), andererseits zeigt sich kein Unterschied zwischen Ohren mit und ohne Tinnitus (Lind 1996). Dennoch ist es nicht ausgeschlossen, daß zwischen den OAE und dem Auftreten von persistierendem Tinnitus ein Zusammenhang besteht: es hat sich in Einzelfällen gezeigt, daß die Amplitude der TEOAE sich unter Lidocain-Einfluß in solchen Fällen verändert, in denen dieses membranstabilisierende Medikament auch auf das Ohrgeräusch eine subjektive Wirkung ausübt (Uppenkamp u. Mitarb. 1990).

Ferner gibt es experimentelle Hinweise darauf, daß die Wachstumsfunktionen der DPOAE bei Tinnitus-Patienten steiler verlaufen als bei normalhörenden Probanden ohne Tinnitus (Janssen und Arnold 1995). Diese Beobachtung läßt die Deutung einer mechanischen Fehlanpassung zwischen äußeren und inneren Haarzellen zu, das möglicherweise auch in einem paradoxen Verhalten der Emissionsamplitude (intensive Emissionen bei Frequenzen mit besonders stark ausgeprägtem Hörverlust) zum Ausdruck kommt. Insgesamt liegen hinsichtlich möglicher Zusammenhänge zwischen OAE und Tinnitus viele Hypothesen und wenige gesicherte Erkenntnisse vor. Trotz des nicht einheitlichen Bildes ist sicherlich die Feststellung richtig, daß die cochleären Emissionen – anders als der Tinnitus – ein charakteristisches Merkmal des *normalhörenden* Ohres sind und daher das eine mit dem anderen wenig zu tun hat. Eine abschließende Interpretation der denkbaren aber noch nicht genügend abgesicherten Zusammenhänge zwischen OAE und Tinnitus ist zum gegenwärtigen Zeitpunkt noch nicht möglich.

Verlaufskontrollen

Bei allen bisher beschriebenen Anwendungen der OAE wird im wesentlichen nur die in *einer* Messung enthaltene Information verwertet. Das diagnostische Potential der OAE ist damit bei weitem noch nicht ausgeschöpft. Der großen interindividuellen Variabilität der OAE-Meßgrößen steht nämlich eine intraindividuelle Stabilität dieser Größen gegenüber, die für die objektive Feststellung von Änderungen genutzt werden kann. Dies eröffnet die Möglichkeit zur Objektivierung von Schädigungs- oder Erholungsvorgängen eines Oh-

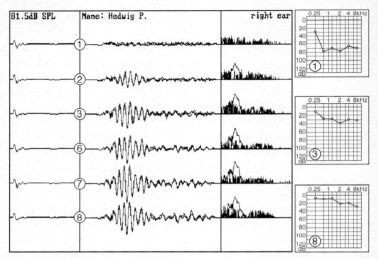

Abb. 5.17 Verhalten der TEOAE bei wiederholter Untersuchung eines Ohres nach einem Hörsturz. Links ist der Zeitverlauf des im Gehörgang registrierten Reizes, in der Mitte die Zeitfunktion der TEOAE und daneben das daraus berechnete Frequenzspektrum gezeigt. Ganz rechts sind die zu 3 Zeitpunkten aufgezeichneten subjektiven Tonaudiogramme dargestellt. Die Zahlen geben die seit dem Hörsturz vergangenen Tage an

res durch mehrmalige Untersuchung der EOAE zu verschiedenen Zeiten. Anwendungsgebiete sind die Beobachtung von Hörsturzpatienten, die Überwachung der Nebenwirkungen von ototoxischen Medikamenten und die Kontrolle von lärmexponierten Personen.

Um Verlaufskontrollen durchführen zu können, muß die Stabilität der Emissionsmuster und ihrer Parameter sowie die auch unter strenger Einhaltung konstanter Meßbedingungen zu erwartende, durch Schwankungen des Störgeräuschpegels und unterschiedliche Sondenpositionierung bedingte Variabilität bekannt sein. Untersuchungen an Normalhörenden haben gezeigt, daß der Emissionspegel der TEOAE bei Wiederholung der Messung in 98% der Fälle um weniger als $\pm 4 dB$ und ihre Reproduzierbarkeit um weniger als ± 0.2 schwankt (Bönnhoff und Hoth 1993). Ähnliche Grenzen gelten für die DPOAE. Erst bei Überschreitung dieser Grenzen kann mit genügender Sicherheit auf eine signifikante Änderung der Haarzellfunktion geschlossen werden.

An der in Abb. 5.17 gezeigten mehrmaligen Registrierung von verzögerten Emissionen während der rheologischen Infusionstherapie nach einem Hörsturz ist zu erkennen, daß die Normalisierung der Hörschwelle mit einer Zunahme der Emissionsamplitude einhergeht. Die Vergleichbarkeit der an verschiedenen Tagen erhaltenen Meßergebnisse ist nur gewährleistet, wenn die Reiz- und Meßbedingungen miteinander übereinstimmen. Dies läßt sich anhand von Reizverlauf, Gehörgangsantwort, Reizpegel und Störgeräuschpegel überprüfen. In dem gezeigten Beispiel regenerieren sich innerhalb der ersten Therapietage die Emissionen kurzer Latenz und mittlerer Frequenz, später kommen tieffrequente Anteile längerer Latenz hinzu. Im Bereich hoher Frequenzen bleibt bis zum Ende des Beobachtungszeitraums ein tonaudiometrischer Hörverlust vorhanden, dem das Fehlen der hochfrequenten Emissionen sehr kurzer Latenz entspricht.

Die Zunahme der Emissionsaktivität spiegelt sich am direktesten in der Emissionsamplitude wider. Es können aber auch Veränderungen eintreten, die sich nur auf andere Meßgrößen der TEOAE auswirken – beispielsweise ist bei nicht konstant eingehaltenem Reizpegel in erster Linie mit Latenzverschiebungen zu rechnen. Mit Hilfe einer Kreuzkorrelationsanalyse kann das Verhalten aller Meßgrößen erfaßt werden (Hoth und Bönnhoff 1993). Für eine direkte Einbeziehung der DPOAE eignet sich aber nur ihre Amplitude. Sie nimmt in dem gezeigten Beispiel bei den DPOAE ebenso wie bei den TEOAE zu, wenn der Hörverlust bei der zugehörigen Frequenz abnimmt (Abb. 5.18). Dies schlägt sich in einer engen Korrelation mit negativen Koeffizienten nieder, die bei den clickevozierten TEOAE am stärksten und bei den mit $f_2 = 4 kHz$ gemessenen DPOAE am schwächsten ausgeprägt ist. Die gegensinnige Korrelation von Hörschwelle und Emissionsamplitude tritt aber nur zutage, wenn viele Messungen durchgeführt wurden. Beim Vergleich von nur zwei Messungen kann durchaus eine Hörverbesserung mit einer Verringerung der Amplitude oder eine Hörverschlechterung mit einer Amplitudenzunahme einhergehen. Aussagen über die Signifikanz von Amplitudenänderungen erfordern die Kenntnis von Konfidenzintervallen, die sich aus dem Restrauschen abschätzen lassen.

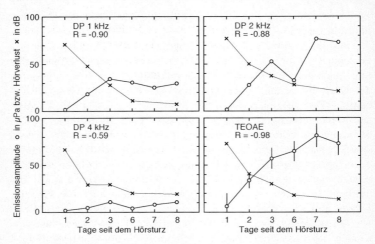

Abb. 5.**18** Zeitliche Entwicklung von Hörschwelle und DPOAE- bzw. TEOAE-Amplitude nach einem Hörsturz (gleiches Ohr wie in Abb. 5.14). Bei allen Frequenzen ist ein Rückgang der Hörverschlechterung und eine Zunahme der Emissionsamplitude feststellbar (R = Korrelationskoeffizient; DPOAE: Hörverlust bei der Frequenz f_2, TEOAE: Mittelwert der Hörschwellen bei 0.5, 1, 2 und 4 kHz)

Die Möglichkeit zur Objektivierung des Therapieerfolges besteht trivialerweise nur dann, wenn die OAE zumindest in einem Teil des Frequenzbereiches erhalten sind oder im Verlauf der Beobachtung auftauchen. Auch unter dieser Voraussetzung spiegelt sich in nur etwa 75% der Fälle die Verbesserung der Hörschwelle in einer Amplitudenzunahme wider. Die empfindlichsten Indikatoren für eine Hörverbesserung sind die TEOAE, am wenigsten empfindlich reagieren die bei $f_2 = 4 kHz$ gemessenen DPOAE auf Hörschwellenänderungen.

Der Nachweis einer Zunahme der Emissionsamplitude liefert den Beweis dafür, daß die äußeren Haarzellen als die Quellen der OAE am Hörsturz und der anschließenden Erholung beteiligt sind. Außer mit den evozierten Emissionen kann die Normalisierung der Innenohrfunktion auch mit Hilfe der synchronisierten spontanen Emissionen nachgewiesen werden (Nakamura und Mitarb. 1997). Praktische Bedeutung kommt der OAE-Verlaufskontrolle insofern zu, als die Beobachtung einer initialen Amplitudenzunahme, der eine Sättigung folgt, auf die Wirkung der Therapie und die Berechtigung oder Notwendigkeit ihrer Fortführung schließen läßt. Es kann heute nur vermutet, nicht aber bewiesen werden, daß die cochleären Emissionen funktionelle Verbesserungen empfindlicher anzeigen als das subjektive Tonaudiogramm. Auch über eine *prognostische* Bedeutung der OAE-Beobachtung kann noch keine fundierte Aussage gemacht werden.

Bei der Untersuchung des akut geschädigten Innenohres muß dessen erhöhte Vulnerabilität gegenüber zusätzlichen potentiell schädigenden Faktoren beachtet werden. Die Ableitung der otoakustischen Emissionen unmittelbar nach dem schädigenden Ereignis sollte daher mit möglichst niedrigen, vom Patienten nicht als unangenehm laut empfundenen Reizpegeln erfolgen. Die bei der Anwendung hoher Schallpegel bekannten zusätzlichen Innenohrschädigungen können dadurch in der Regel vermieden werden.

Ebenso wie nach einem Hörsturz ist mit den otoakustischen Emissionen ein Monitoring der Gehörfunktion bei der Verabreichung ototoxischer Medikamente oder bei Vorliegen einer beruflich bedingten Lärmexposition möglich. Die meisten Pharmaka mit ototoxischer Potenz führen direkt (wie z.B. Aminoglykoside) oder indirekt (wie z.B. Schleifendiuretika) zu einer Schädigung der äußeren Haarzellen. Vor allem die durch Aminoglykosid-Antibiotika und Cisplatin hervorgerufenen Hörschäden sind als irreversibel zu betrachten. Viele Untersuchungsergebnisse deuten darauf hin, daß mit Hilfe der EOAE eine Früherkennung von Haarzellschäden bereits in einem Schädigungsstadium möglich ist, in welchem die subjektive Hörschwelle weder bei den üblichen Audiometerfrequenzen noch im erweiterten Hochtonbereich eine Funktionseinbuße anzeigt (Plinkert und Kröber 1991, Beck u. Mitarb. 1992). Die Gefährdung des Gehörs kann am Amplitudenverlust der OAE erkannt und die Therapie mit ototoxischen Medikamenten gegebenenfalls rechtzeitig abgebrochen oder umgestellt werden. Problematisch ist allerdings die Beurteilung von Wertigkeit und Konsequenzen dieser Frühveränderungen. Da sie bei einem Großteil der Patienten auftreten, ohne daß es zu einem im Tonaudiogramm manifesten Hörverlust kommt, besteht die Gefahr, daß die überlebenswichtige Therapie bei diesen oftmals schwerkranken und auf die Therapie angewiesenen Patienten ohne zwingende Notwendigkeit abgebrochen oder umgestellt würde. Es zeichnet sich ab, daß vor allem solche Patienten gefährdet sind, bei denen die beschriebenen OAE-Veränderungen frühzeitig, z.b. bereits nach der ersten Cisplatin-Dosis, auftreten (Beck u. Mitarb. 1992).

Vulnerabilität des Innenohres

Die berufsbedingte Lärmschwerhörigkeit stellt in der BRD die zahlenmäßig bedeutendste Berufskrankheit dar. Hinzu kommt die Gruppe der durch ein Knalltrauma im Rahmen des Wehrdienstes sowie der durch Umwelt- und Freizeitlärm geschädigten Personen. Da bis heute keine wirksame Therapie der lärmbedingten Innenohrschwerhörigkeit existiert, kommt der Prophylaxe besondere Bedeutung zu.

Durch übermäßige Lärmeinwirkung werden in erster Linie die äußeren Haarzellen geschädigt, die gleichsam überlastet werden und bei zu starker Beanspruchung auch morphologische Dauerschäden zeigen. Hinsichtlich der Vulnerabilität des Innenohres bestehen jedoch erhebliche interindividuelle Unterschiede. Bisher existiert kein Meßverfahren, um diese Verletzlichkeit (Vulnerabilität) vor Beginn einer länger anhaltenden Lärmexposition zu erfassen. Hier scheinen die OAE einen Beitrag liefern zu können. Wie Pilotuntersuchungen mit experimenteller Lärmbelastung gezeigt haben, kommt es bei den meisten Versuchspersonen zunächst zu einer Amplitudenabnahme der OAE, die sich über einen Zeitraum von Minuten bis Stunden zurückbildet (Abb. 5.19) und mit einer subjektiv empfundenen temporären Hörminderung sowie gelegentlich mit vorübergehenden Ohrgeräuschen einhergeht.

Das nach einer akuten Lärmeinwirkung beobachtete Verhalten der evozierten otoakustischen Emissionen weist starke individuelle Unterschiede auf (Kollar u. Mitarb. 1991). In Einzelfällen tritt unmittelbar nach der Beschallung eine initiale Amplituden*zunahme* auf (bounce effect), in anderen Fällen zeigt sich ein oszillierendes Amplitudenverhalten. Der lärminduzierte Innenohrschaden wirkt sich nicht nur auf die evozierten, sondern auch spontanen Emissionen aus. Nach der Beschallung können neue SOAE entstehen, oder es tritt eine reversible Frequenzverschiebung von bereits vorhandenen SOAE auf (Kemp 1988).

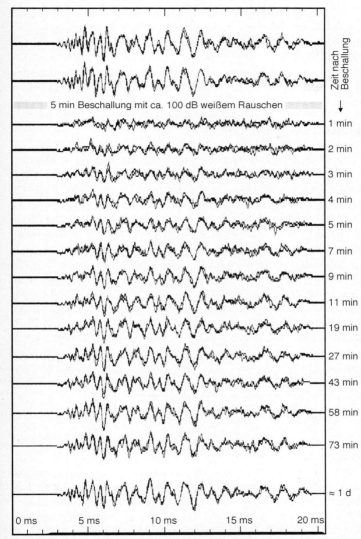

Abb. 5.**19** Nach einer kurzzeitigen experimentellen Lärmexposition verschwinden die TEOAE in vielen Fällen nahezu vollständig. Im Anschluß daran nimmt die Emissionsamplitude entweder monoton oder oszillierend zu und sie nähert sich über lange Zeiträume dem Ausgangswert an

Im Methodenvergleich erweist sich die TEOAE-Messung als das empfindlichste Verfahren für eine frühzeitige Erfassung der durch Lärm hervorgerufenen Gehörschädigung (Plinkert u. Mitarb. 1995). Sie ermöglicht eine objektive Unterscheidung zwischen TTS-positiven und weniger vulnerablen Versuchspersonen. Zuverlässige Prognosen über das Risiko einer späteren chronischen Lärmschwerhörigkeit können daraus aber zur Zeit noch nicht abgeleitet werden.

Geräuschempfindlichkeit

Über das olivocochleäre Bündel stehen die äußeren Haarzellen unter der Kontrolle des zentralen auditorischen Systems. In einem Regelkreis kann so die Arbeitsweise des Innenohres an die jeweilige Hörsituation angepaßt werden (s. Kap. 2). Störungen dieses Systems können bei Patienten vorliegen, die bei normaler Hörschwelle über eine gesteigerte Lärm- oder Geräuschempfindlichkeit berichten. Eine solche Hyperakusis ist häufig bei Tinnituspatienten anzutreffen. Bei ihnen können die EOAE eine sehr große Amplitude aufweisen. Dieser Befund ist jedoch inkonstant und kann durch eine Vielzahl anderer Faktoren, wie z.B. ein kleines Gehörgangsvolumen, bedingt sein. Um die Funktion des Regelkreises zu überprüfen, kann man sich eines Meßverfahrens bedienen, welches die vom oberen Olivenkomplex ausgehende beidohrige efferente Innervation über gekreuzte und ungekreuzte Bahnen ausnutzt. Durch contralaterale Stimulation mit weißem Rauschen oder Schmalband-

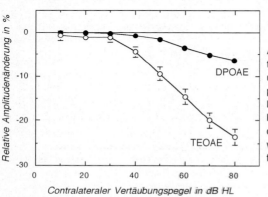

Abb. 5.20 Reduktion von TEOAE- und DPOAE-Amplitude bei contralateraler Beschallung normalhörender Ohren (Mittelwert ± Standardfehler, n=24)

rauschen kommt es zu einer pegelabhängigen Beeinflussung der ipsilateral evozierten cochleären Emissionen (Collet u. Mitarb. 1992). Bei Beschallungspegeln oberhalb von 30*dB* nimmt die Emissionsamplitude im allgemeinen ab (Abb. 5.20), in Einzelfällen ist darüber hinaus bei niedrigen Geräuschpegeln eine Amplituden*zunahme* zu beobachten (Plinkert u. Lenarz 1992). Dies kann als Regelung des cochleären Verstärkers interpretiert werden, um bei niedrigen Pegeln die Empfindlichkeit zu erhöhen und bei starkem Umgebungslärm eine Überstimulation der Haarzellen zu vermeiden. Das Verfahren kann zur objektiven Messung der physiologischen und pathologischen Adaptation genutzt werden.

Bei beiden Emissionstypen ist eine signifikante Amplitudenabnahme feststellbar, sie ist bei den TEOAE aber größer und damit besser nachweisbar. Bei Patienten mit einer gesteigerten Geräuschempfindlichkeit findet sich dagegen eine Amplitudenzunahme, die vom contralateralen Beschallungspegel unabhängig ist. Dies spricht für ein paradoxes Steuerungsverhalten: die dämpfende Funktion des efferenten Systems ist aufgehoben und es kommt zu einer Überstimulation der Cochlea.

Ein Fehlen der Modulation von EOAE durch contralaterale Beschallung wurde bei Patienten mit einseitigem Akustikusneurinom beobachtet und als Störung der efferenten Nervenfasern interpretiert (Maurer u. Mitarb. 1992). Die klinische Anwendung ist aber problematisch, da die Messung der EOAE unter dem Einfluß einer contralateralen Vertäubung nur sinnvoll ist, wenn beidseits eine annähernd normale Hörschwelle vorliegt und weil das Ausmaß der Amplitudenmodulation generell auch unter guten Meßbedingungen nur knapp oberhalb der Nachweisgrenze liegt.

Vergleichende Bewertung

Die otoakustischen Emissionen sind zum etablierten Bestandteil der praktischen Audiometrie geworden. Eine abschließende Beurteilung ihrer diagnostischen Wertigkeit ist zum gegenwärtigen Zeitpunkt noch nicht möglich. Es liegt aber genügend Erfahrung vor, um die Methoden zur Messung der OAE in den folgenden Einsatzgebieten nutzbringend einzusetzen:

- Untersuchung von Neugeborenen, Säuglingen und Kleinkindern zur Früherkennung angeborener Hörstörungen

- Objektive Feststellung von Hörstörungen in der Pädaudiologie und generell bei allen schwierig zu testenden Patienten

- Nachweis der Innenohrbeteiligung in der ärztlichen Begutachtung der berufsbedingten Lärmschwerhörigkeit

- Abgrenzung zwischen organischen Innenohrschäden und psychogenen Hörstörungen sowie Aggravation und Simulation

- Nachweis der cochleären Integrität zur topodiagnostischen Unterscheidung zwischen endo- und retrocochleären Hörstörungen

- Objektivierung des Behandlungserfolges in der Hörsturztherapie

- Monitoring der Innenohrfunktion bei der Behandlung mit ototoxischen Substanzen

Weniger gut gesichert ist die diagnostische Aussagekraft der OAE-Untersuchung in den folgenden Bereichen:

- Erkennung einer erhöhten Lärmvulnerabilität des Innenohres durch Beobachtung der OAE-Amplitude nach Schallexposition

- Feststellung einer gesteigerten Geräuschempfindlichkeit durch Messung der OAE-Amplitude bei contralateraler Beschallung

Verzögerte Emissionen (TEOAE) und otoakustische Verzerrungsprodukte (DPOAE) sind zwar beides Epiphänomene aktiver Vorgänge bei der Schallvorverarbeitung durch die äußeren Haarzellen, sie werden aber in unterschiedlicher Weise von Hörstörungen beeinflußt. Aus Gemeinsamkeiten und Unterschieden ergeben sich die folgenden praktischen Konsequenzen:

- Bei vergleichbaren Reizpegeln zeigen die TEOAE das Vorliegen von Funktionsstörungen empfindlicher an als die DPOAE

5. Klinische Anwendung

- Die Frequenzspezifität beider Emissionstypen ist bei überschwelliger Reizung vergleichbar

- Zwischen normaler und geschädigter Innenohrfunktion kann nur im Frequenzbereich von 1 bis 4*kHz* zuverlässig unterschieden werden; bei niedrigen Frequenzen weisen die TEOAE, bei hohen Frequenzen die DPOAE das bessere Diskriminationsvermögen auf

- Die Kombination beider Messungen ermöglicht eine engere Eingrenzung des Hörverlustes als jede Methode alleine

- Bei den TEOAE ist nur *ein* Wandler für die Reizgebung erforderlich; dadurch ist die Sonde kleiner und für die Untersuchung von Säuglingen und Kleinkindern besser geeignet

Die praktische Audiometrie hat durch die Möglichkeit zur Messung der otoakustischen Emissionen eine wertvolle Bereicherung erfahren. Die Existenz vieler noch experimenteller Einsatzgebiete läßt eine weitere Zunahme der diagnostischen Möglichkeiten erwarten. Obwohl die der Messung zugrundeliegenden physiologischen Vorgänge ihren Ursprung im Innenohr haben, beeinflussen auch Mittelohranomalien und neurale Hörstörungen das Untersuchungsergebnis, so daß die diagnostischen Schlußfolgerungen nicht auf die Innenohrfunktion beschränkt sind. Wie jedes andere Untersuchungsverfahren lassen sich auch die otoakustischen Emissionen nur dann effektiv nutzen, wenn ihre Möglichkeiten nicht überbewertet werden. Die derzeitigen Grenzen der Methode müssen berücksichtigt und die weitere Entwicklung beobachtet werden.

6. Weiterführende Literatur

Antonelli, A., F. Grandori: Long term stability, influence of the head position and modelling considerations for evoked otoacoustic emissions. Scand Audiol Suppl 25 (1986) 97

Arnold, W., K. Schorn, M. Stecker: Screeningprogramm zur Selektierung von Hörstörungen Neugeborener im Rahmen der Europäischen Gemeinschaft. Laryngol Rhinol Otol 74 (1995) 172

Ashmore, J.F.: The cellular physiology of isolated outer hair cells: implications for cochlear frequency selectivity. In Moore, Patterson: Auditory frequency selectivity. Plenum Press, New York (1986) 103

Avan, P., P. Bonfils, D. Loth, M. Teyssou, C. Menguy: Analysis of the relations between evoked otoacoustic emissions and pure-tone audiometry. Adv Biosciences 83 (1992) 581

Beattie, R.C., K.M. Thielen, D.L. Francone: Effects of signal-to-noise ratio on the auditory brainstem response to tone bursts in notch noise and broadband noise. Scand Audiol 23 (1994) 47

Beck, A., J. Maurer, H.J. Welkoborsky, W. Mann: Veränderungen transitorisch evozierter otoakustischer Emissionen unter Chemotherapie mit Cisplatin und 5FU. HNO 40 (1992) 123

von Békésy, G.: Experiments in hearing. McGraw-Hill, New York (1960)

Böhnke, F., T. Janssen, H.J. Steinhoff: Zeit-Frequenz-Darstellung evozierter otoakustischer Emissionen zur Diagnose kochleärer Funktionsstörungen. Otorhinolaryngol Nova 2 (1992) 80

Bönnhoff, S., S. Hoth: Die Stabilität der transitorisch evozierten otoakustischen Emissionen und ihre Eignung zum Nachweis von Veränderungen des Hörvermögens. Audiol Akust 32 (1993) 32

Boenninghaus, H.-G.: Hals-Nasen-Ohrenheilkunde für Medizinstudenten. 10. Auflage. Springer, Heidelberg (1996)

Bonfils P., Y. Bertrand, A. Uziel: Evoked otoacoustic emissions: Normative data and presbycusis. Audiology 27 (1988) 27

Bonfils P., P. Narcy: Auditory screening of infants using evoked otoacoustic emissions. Audiology in Pract 6 (1989) 4

Bonfils P., J.P. Piron, A. Uziel, R. Pujol: A correlative study of evoked otoacoustic emission properties and audiometric thresholds. Arch Otorhinolaryngol 245 (1988) 53

Bonfils, P., A. Uziel: Evoked otoacoustic emissions in patients with acoustic neuromas. Am J Otology 9 (1988) 412

Brass, D., D.T. Kemp: The objective assessment of transient evoked otoacoustic emissions in neonates. Ear Hear 15 (1994) 371

Bray, P.J.: Click evoked otoacoustic emissions and the development of a clinical otoacoustic hearing test instrument. Thesis, University of London 1989

Brownell, W.E., C.R. Bader, D. Bertrand, Y. de Ribaupierre: Evoked mechanical responses of isolated cochlear outer hair cells. Science 227 (1985) 194

Chery-Croze, S., L. Collet, A. Morgon: Medial olivocochlear system and tinnitus. Acta Otolaryngol Stockh 113 (1993) 285

Collet, L., E. Veuillet, J. Bene, A. Morgon: Effects of contralateral white noise on click-evoked emissions in normal and sensorineural ears: Towards an exploration of the medial olivocochlear system. Audiology 31 (1992) 1

Collet, L., E. Veuillet, J.M. Chanal, A. Morgon: Evoked otoacoustic emissions: Correlates between spectrum analysis and audiogram. Audiology 30 (1991) 164

Dolhen, P., C. Hennaux, P. Chantry, D. Hennebert: The occurence of evoked oto-acoustic emissions in a normal adult population and neonates. Scand Audiol 20 (1991) 203

Evans, E.F.: The sharpening of cochlear frequency selectivity in the normal and abnormal cochlea. Audiology 14 (1975) 419

Flock, A., D. Strelioff: Graded and nonlinear mechanical properties of sensory cells in the mammalian hearing organ. Nature 310 (1984) 597

Gold, T.: Hearing II. The physical basis of the action of the cochlea. Proc R Soc London Biol Sci 135 (1948) 492

Gorga, M.P., S.T. Neely, B.M. Bergman, K.L. Beauchaine, J.R. Kaminski, J. Peters, L. Schulte, W. Jesteadt: A comparison of transient-evoked and distortion product otoacoustic emissions in normal-hearing and hearing-impaired subjects. J Acoust Soc Am 94 (1993) 2639

Guinan, J.J.: Effect of efferent neural activity on cochlear mechanics. Scand Audiol Suppl 25 (1986) 53

Harris, F.P., B.L. Lonsbury-Martin, B.B. Stagner, A.C. Coats,

G.K. Martin: Acoustic distortion products in humans: Systematic changes in amplitudes as a function of f2/f1 ratio. J Acoust Soc Am 85 (1989) 220

Harris, F.P., R. Probst: Transiently evoked otoacoustic emissions in patients with Meniere's disease. Acta Otolaryngol (Stockh) 112 (1992) 36

Harris, F.P., R. Probst, R. Wenger: Repeatability of transiently evoked otoacoustic emissions in normally hearing humans. Audiology 30 (1991) 135

Hartmann, H., K. Hartmann: „Früh"-Erkennung? Memorandum zur Früherkennung und Frühförderung hörgeschädigter Kinder. Hrsg.: Bundesgemeinschaft der Eltern und Freunde hörgeschädigter Kinder e.V., Hamburg (1993)

Hauser, R.: Die Wirkung der systematischen Mittelohrdruckänderung auf transitorisch evozierte otoakustische Emissionen – eine Druckkammerstudie. Laryngol Rhinol Otol 71 (1992) 632

Hauser, R.: Anwendung otoakustischer Emissionen. Enke, Stuttgart (1995)

Hauser, R., E. Löhle, P. Pedersen: Zur klinischen Anwendung Click-evozierter otoakustischer Emissionen an der Freiburger HNO-Klinik. Laryngol Rhinol Otol 68 (1989) 661

Hauser, R., R. Probst: The influence of systematic primary-tone level variation L2-L1 on the acoustic distortion product emissions 2f1-f2 in normal human ears. J Acoust Soc Am 89 (1991) 280

Hauser, R., R. Probst, F.P. Harris: Die klinische Anwendung otoakustischer Emissionen kochleärer Distorsionsprodukte. Laryngol Rhinol Otol 70 (1991) 123

Hauser, R., R. Probst, E. Löhle: Click- and tone-burst-evoked otoacoustic emissions in normally hearing ears and in ears with high-frequency sensorineural hearing loss. Eur Arch Otorhinolaryngol 248 (1991) 345

He, N.J., R.A. Schmiedt: Fine structure of the 2f1-f2 acoustic distortion product: Changes with primary level. J Acoust Soc Am 94 (1993) 2659

Heitmann J., B. Waldmann, P.K. Plinkert: Limitations in the use of distortion product otoacoustic emissions in objective audiometry as the result of fine structure. Eur Arch Otolaryngol 253 (1996) 167

Hoth, S.: Zusammenhang zwischen EOAE-Parametern und Hörverlust. Audiol Akust 34 (1995) 20

Hoth, S.: Der Einfluß von Innenohrhörstörungen auf verzögerte otoakustische Emissionen (TEOAE) und Distorsionsprodukte (DPOAE). Laryngol Rhinol Otol 75 (1996) 709

Hoth, S., S. Bönnhoff: Klinische Anwendung der transitorisch evozierten otoakustischen Emissionen zur therapiebegleitenden Verlaufskontrolle. HNO 41 (1993) 135

Hoth, S., W. Heppt, M. Finckh: Verhalten der evozierten otoakustischen Emissionen bei retrocochleären Hörstörungen. Otorhinolaryngol Nova 4 (1994) 128

Hoth, S., T. Lenarz: Elektrische Reaktions-Audiometrie. Springer, Heidelberg (1994)

Hoth, S., F. Weber: Die Latenzzeit otoakustischer Emissionen, ihre Beziehung zur Latenz evozierter Potentiale und ihre Beeinflussung durch cochleäre Funktionsstörungen. HNO 45 (1997) 285

Jacobson, J.T., D.A. Jacobson, R.C. Spahr: Automated and conventional ABR screening techniques in high-risk infants. J Am Acad Audiol 1 (1996) 187

Janssen, T., W. Arnold: Otoakustische Emissionen und Tinnitus: DPOAE, eine Meßmethode zum objektiven Nachweis des auf der Ebene der äußeren Haarzellen entstehenden Tinnitus? Otorhinolaryngol Nova 5 (1995) 127

Johnstone, B.M., R. Patuzzi, G.K. Yates: Basilar membrane measurements and the travelling wave. Hear Res 22 (1986) 147

Keidel, W.D., S. Kallert, M. Korth: The physiological basis of hearing. Thieme-Stratton, New York 1983

Kemp, D.T.: Stimulated acoustic emissions from within the human auditory system. J Acoust Soc Am 64 (1978) 1386

Kemp, D.T.: Otoacoustic emissions, travelling waves and cochlear mechanisms. Hear Res 22 (1986) 95

Kemp, D.T.: Developments in cochlear mechanics and techniques for noninvasive evaluation. In Stephens S.D.G., S. Prasansuk: Measurement in hearing and balance. Adv Audiol 5. Karger, Basel (1988)

Kemp, D.T., P. Bray, L. Alexander, A.M. Brown: Acoustic emission cochleography – Practical aspects. Scand Audiol Suppl 25 (1986) 71

Kemp, D.T., R.A. Chum: Observation on the generator mechanism of stimulus frequency acoustic emissions – two-tone suppression. In van den Brink G., F.A. Bilsen: Psychophysical, physiological and behavioural studies in hearing. Delft Univ. Press (1980) 34

Kemp, D.T., S. Ryan, P. Bray: A guide to the effective use of otoacoustic emissions. Ear Hear 11 (1990) 93

Kim, D.O.: Active and nonlinear biomechanics and the role of outerhair-cell subsystem in the mammalian auditory system. Hear Res 22 (1986) 105

Klinke, R.: Die Verarbeitung von Schallreizen im Innenohr – Eine Übersicht über neuere Forschungsergebnisse. HNO 35 (1987) 139

Köhler, W., W. Fritze: A long-term observation of spontaneous oto-acoustic emissions (SOAEs). Scand Audiol 21 (1992) 55

Kok, M.R., G.A. van Zanten, M.P. Brocaar: Growth of evoked otoacoustic emissions during the first days postpartum. Audiology 31 (1992) 140

Kollar, A., N. De Min, A. Mathis, W. Arnold: Einfluß einer kurzfristigen Schallbelastung auf das Verhalten transitorisch evozierter otoakustischer Emissionen. Otorhinolaryngol Nova 1 (1991) 56

Kummer, P., T. Janssen, W. Arnold: Suppression tuning characteristics of the 2f1-f2 distortion-product otoacoustic emission in humans. J Acoust Soc Am 98 (1995) 197

Kværner, K.J., B. Engdahl, A.R. Arnesen, I.W.S. Mair: Temporary threshold shift and otoacoustic emissions after industrial noise exposure. Scand Audiol 24 (1995) 137

Lehnhardt, E.: Praxis der Audiometrie, 7. Auflage. Thieme, Stuttgart (1996)

Lenarz, T.: Neue Verfahren zur Erfassung der Ototoxizität von Zytostatika. Otoakustische Emissionen. In Lang, N., Jäger, W.: Zytostatikabedingte Nebenwirkungen. Aktuelle Onkologie. Zuckschwerdt, Bern (1993) 1

Lenarz, T.: Otoakustische Emissionen. Ärzteblatt 91, Heft 31 (1994) B-1628

Lenarz, T.: Die Bedeutung eines universellen Neugeborenen-Hörscreenings. Hörbericht 63 (1997)

Lim, D.J.: Cochlear micromechanics in understanding otoacoustic emission. Scand Audiol Suppl 25 (1986) 17

Lind, O.: Transient-evoked otoacoustic emissions and contralateral suppression in patients with unilateral tinnitus. Scand Audiol 25 (1996) 167

Long, G.R., A. Tubis: Investigations into the nature of the association between threshold microstructure and otoacoustic emissions. Hear Res 36 (1988) 125

Lutman, M.E., S. Sheppard: Quality estimation of click-evoked otoacoustic emissions. Scand Audiol 19 (1990) 3

Martin, G.K., L.A. Ohlms, D.J. Franklin, F.P. Harris, B.L. Lonsbury-Martin: Distortion product emissions in humans. III. Influence of sensorineural hearing loss. Ann Otol Rhinol Laryngol Suppl 147 (1990) 30

Martin, J.A., O. Bentzen, J.R. Colley, D. Hennebert, C. Holm, S. Iurato, G.A. de Jonge, O. McCullen, M.L. Meyer, W.J. Moore, A. Morgon: Childhood deafness in the European Community. Scand Audiol 10 (1981) 165

Mathis, A., N. De Min, W. Arnold: Transitorisch-evozierte otoakustische Emissionen (TEOAE) bei isoliertem Hochton-, Tiefton- bzw. Mitteltongehör. HNO 39 (1991) 55

Maurer, J., A. Beck, W. Mann, R. Mintert: Veränderungen otoakustischer Emissionen unter gleichzeitiger Beschallung des Gegenohres bei Normalpersonen und bei Patienten mit einseitigem Akustikusneurinom. Laryngol Rhinol Otol 71 (1992) 69

Maxon A.B., B.R. Vohr, K.R. White: Newborn hearing screening: comparison of a simplified otoacoustic emissions device (ILO1088) with the ILO88. Early Hum Dev 45 (1996) 171

Moore, B.C.J.: An introduction to the psychology of hearing. Academic Press, London (1989)

Moulin, A., L. Collet, A. Morgon: Influence of spontaneous otoacoustic emissions (SOAE) on acoustic distortion product input/output functions: Does the medial efferent system act differently in the vicinity of an SOAE? Acta Otolaryngol (Stockh) 112 (1992) 210

Nakamura, M., T. Yamasoba, K. Kaga: Changes in otoacoustic emissions in patients with idiopathic sudden deafness. Audiology 36 (1997) 121

Nubel, K., E. Kabudwand, G. Scholz, D. Mrowinski: Diagnostik des endolymphatischen Hydrops mit tieftonmaskierten otoakustischen Emissionen. Laryngol Rhinol Otol 74 (1995) 651

Oeken, J., D. Menz: Amplitudenveränderungen von Distorsionsprodukten otoakustischer Emissionen nach akuter Lärmeinwirkung. Laryngol Rhinol Otol 75 (1996) 265

Oeken, J., H. Müller: DPOAE bei chronischer Lärmschwerhörigkeit – Vorschlag zur Begutachtung. Laryngol Rhinol Otol 74 (1995) 473

Oudesluys-Murphy, A.M., H.L.M. van Straaten, R. Bolasingh, G.A. van Zanten: Neonatal hearing screening. Eur J Pediatr 155 (1996) 429

Penner, M.J.: A estimate of the prevalence of tinnitus caused by spontaneous otoacoustic emissions. Arch Otolaryngol Head Neck Surg 116 (1990) 418

Pickles, O.: An introduction to the physiology of hearing, 2nd ed. Academic Press, London (1988)

Plinkert, P.K., R. Arold, H.P. Zenner: Evozierte otoakustische Emissionen zum Hörscreening bei Säuglingen. Laryngol Rhinol Otol 69 (1990) 108

Plinkert, P.K., W. Hemmert, H.P. Zenner: Methodenvergleich zur Früherkennung einer Lärmvulnerabilität des Innenohres. HNO 43 (1995) 89

Plinkert, P.K., S. Kröber: Früherkennung einer Cisplatin-Ototoxizität durch evozierte otoakustische Emissionen. Laryngol Rhinol Otol 70 (1991) 457

Plinkert, P.K., T. Lenarz: Evozierte otoakustische Emissionen und ihre Beeinflussung durch kontralaterale akustische Stimulation. Laryngol Rhinol Otol 71 (1992) 74

Plinkert, P.K., E. de Maddalena: Die Ableitung otoakustischer Emissionen bei der Begutachtung der chronischen Lärmschwerhörigkeit. HNO 44 (1996) 313

Plinkert, P.K., G. Sesterhenn, R. Arold, H.P. Zenner: Evaluation of otoacoustic emissions in high-risk infants by using an easy and rapid objective auditory screening method. Eur Arch Otorhinolaryngol 247 (1990) 356

Plinkert, P.K., H.P. Zenner: Sprachverständnis und otoakustische Emissionen durch Vorverarbeitung des Schalls im Innenohr. HNO 40 (1992) 111

Preyer, S.: Pathologische mechanoelektrische Transduktion der äußeren Haarsinneszellen als Ursache für Recruitment. HNO 44 (1996) 246

Probst, R.: Otoacoustic emissions: An overview. In Pfaltz, C.R.: New aspects of cochlear mechanics and inner ear pathophysiology. Adv Otolaryngol 44. Karger, Basel 1990

Probst, R., A.C. Coats, G.K. Martin, B.L. Lonsbury-Martin: Spontaneous, click-, and toneburstevoked otoacoustic emissions from normal ears. Hear Res 21 (1986) 261

Probst, R., B.L. Lonsbury-Martin, G.K. Martin (1991) A review of otoacoustic emissions. J Acoust Soc Am 89 (1991) 2027

Pröschel, U., U. Eysholdt: Untersuchungen zur Spezifität und Sensitivität transienter click-evozierter otoakustischer Emissionen (TEOAE). Laryngol Rhinol Otol 74 (1995) 481

Rasmussen, A.N., P.A. Osterhammel: A new approach for recording distortion product oto-acoustic emissions. Scand Audiol 21 (1992) 219

Reuter, G., F. Bördgen, F. Dressler, S. Schäfer, I. Hemmanouil, R. Schönweiler, T. Lenarz: Neugeborenen Hörscreening mit einem automatisierten Meßgerät für Otoakustische Emissionen:

Ein Vergleich des Echosensor mit dem ILO88. HNO 45 (1997) im Druck

Rhode, W.S.: Observations of the basilar membrane in squirrel monkeys using the Mössbauer technique. J Acoust Soc Am 49 (1971) 1218

Robinette, M.S., T.J. Glattke: Otoacoustic emissions. Clinical Applications. Thieme, New York (1997)

Salt, A.N., T. Konishi: The cochlear fluids. In Altschuler, R.A., Bobbin, R.P., Hoffmann, D.W.: Neurobiology of hearing – The cochlea. Raven Press, New York (1986) 109

Schlögel, H., K. Stephan, K. Böheim, K. Welzl-Müller: Distorsionsprodukt otoakustische Emissionen bei normalem Hörvermögen und bei sensoneuraler Schwerhörigkeit. HNO 43 (1995) 19

Schloth, E., E. Zwicker: Mechanical and acoustical influences on spontaneous otoacoustic emissions. Hear Res 15 (1983) 285

Schmuziger, N., R. Hauser, R. Probst: Transitorisch evozierte otoakustische Emissionen und Distorsionsproduktemissionen bei Mittelohrbelüftungsstörungen. HNO 44 (1996) 319

Sellick, P.M., R. Patuzzi, B,M, Johnstone: Measurement of basilar membrane motion in the guinea pig using the Mössbauer technique. J Acoust Soc Am 72 (1982) 131

Spoendlin, H.: Receptoneural and innervation aspects of the inner ear anatomy with respect to cochlear mechanics. Scand Audiol Suppl 25 (1986) 27

Thornton, A.R., L. Kimm, C.R. Kennedy, D. Cafarelli-Dees: External and middle ear factors affecting otoacoustic emissions in neonates. Br J Audiol 27 (1993) 319

Uppenkamp, S., B. Kollmeier, U. Eysholdt: Evozierte otoakustische Emissionen bei Tinnituspatienten. Audiol Akust 29 (1990) 148

Vohr, B.R., K.R. White, A.B. Maxon, M.J. Johnson: Factors affecting the interpretation of transient evoked otoacoustic emission results in neonatal hearing screening. Semin Hear 14 (1993) 57

von Wedel, H., U. Schauseil Zipf, W.H. Döring: Hörscreening mittels akustisch evozierter Hirnstammpotentiale bei Neugeborenen und Säuglingen. Laryngol Rhinol Otol 67 (1988) 397

Watkin, P.M.: Neonatal otoacoustic emission screening and the identification of deafness. Arch Dis Child 74 (1996) F16

White, K.R., B.R. Vohr, A.B. Maxon, T.R. Behrens, M.G. McPherson, G.W. Mauk: Screening all newborns for hearing loss using transient evoked otoacoustic emissions. Int J Pediatr Otorhinolaryngol 29 (1994) 203

Whitehead, M.L., B.L. Lonsbury-Martin, G.K. Martin GK: Evidence for two discrete sources of 2f1-f2 distortion-product otoacoustic emission in rabbit: I. Differential dependence on stimulus parameters. J Acoust Soc Am 91 (1992) 1587

Whitehead, M.L., B.L. Lonsbury-Martin, G.K. Martin: Evidence for two discrete sources of 2f1-f2 distortion-product otoacoustic emission in rabbit: II. Differential physiological vulnerability. J Acoust Soc Am 92 (1992) 2662

Whitehead, M.L., B.B. Stagner, M.J. McCoy, B.L. Lonsbury-Martin, G.K. Martin: Dependence of distortion-product otoacoustic emissions on primary levels in normal and impaired ears. II Asymmetry in L1, L2 space. J Acoust Soc Am 97 (1995) 2359

Wilson, J.P.: Otoacoustic emissions and tinnitus. Scand Audiol Suppl 25 (1986) 109

Zenner, H.P.: Aktive Bewegungen von Haarzellen: Ein neuer Mechanismus beim Hörvorgang. HNO 34 (1986) 133

Zenner, H.P.: Motile responses in outer hair cells. In Flock A., Wersall: Cellular mechanisms in hearing. Elsevier, Amsterdam (1986) 83

Zenner, H.P.: Motility of outer hair cells as an active, actin-mediated process. Acta Otolaryngol (Stockh) 105 (1988) 39

Zenner, H.P., W. Arnold, A.H. Gitter: Outer hair cells as fast and slow cochlear amplifiers with a bidirectional transduction cycle. Acta Otolaryngol (Stockh) 105: 457

Zenner, H.P., A.H. Gitter, M. Rudert, A. Ernst: Stiffness, compliance, elasticity and force generation of outer hair cells. Acta Otolaryngol (Stockh) 112 (1992) 248

Zenner, H.P.: Hören. Physiologie, Biochemie, Zell- und Neurobiologie. Thieme, Stuttgart (1994)

Zorowka, P.: Untersuchungen zur Altersabhängigkeit transitorisch evozierter otoakustischer Emissionen. Otorhinolaryngol Nova 4 (1994) 143

Zwicker, E., K. Schorn K: Delayed otoacoustic emissions – an ideal screening test for excluding hearing impairment in infants. Audiology 29 (1990) 241

7. Sach- und Abkürzungsverzeichnis

A

Abschirmung 24
Abstimmkurve 12
Acetylcholin-Rezeptoren 20
Adaptation 13, 137
Afferenz 6, 11
Aktinfilament 7
Aktionspotential 11
Akustikusneurinom 125, 137
Alterseinfluß 99
Aminoglykoside 133
Artefaktunterdrückung 33, 50
Asphyxie 117
Auslöseschwelle 107

B

Basilarmembran 6
Begutachtung 114
BERA 3, 118, 125
Binomialstatistik 119
Burst 40

C

Checkfit 29, 56
CERA 3
Cisplatin 133
Click 29
COCB 19
Cochlea 6
Cochleariskern 8
Contralaterale Beschallung 21, 136
Corti-Organ 7

D

dB SPL 41
Depolarisation 11
Diskriminationskurve 110
Distorsion 52
Distorsionsprodukt 54
Diuretikum 133
DP 52
DP-gram 61
DP growth rate 62
DPOAE 17
— Auswertung 90
Druckausgleich 32
Ductus cochlearis 6
Ductus endolymphaticus 6

E

Ear canal response 56, 91
Echo 46
ECochG 3, 124
Efferenz 8
Emissionsamplitude 78, 107
Emissionsspektrum 51, 82
Endolymphe 6
Endolymphhydrops 113
EOAE 5
ERA 3
Erholungsvorgänge 129

F

Fensterfunktion 84
FFT 51
Filter 29, 33, 87

Fourier-Transformation 54
Frequenzspektrum 83
Frequenzspezifität 106
Frequenzverhältnis 56
Fruchtwasser 118
Frühdiagnostik 114
Frühgeburt 117

G
GABA 20
Gehörgangsantwort 30, 56, 91
Gehörgangssimulator 28
Gehörgangssonde 26
Gehörgangsvolumen 56
Gehörknöchelchen 6
Generatorpotential 11
Geräuschempfindlichkeit 136
Gesamtmittelwert 80
Glutamat 11
Gutachten 114

H
Haarzelle 5
Hearing level 41
Hochtonhörverlust 103
Hörbahn 8
Hörnerv 8
Hörschwelle 102
Hörscreening 114
Hörsturz 130
Hydrops 113
Hyperbilirubinämie 117
Hypothyreose 117

I
IHC 6
Impedanzaudiometrie 3
Inkohärent 82

Innenohr 6
Intraoperatives Monitoring 127
Inzidenz 109
Ionenkanal 10

K
Kalibrierung 28
Kleinhirnbrückenwinkeltumor 127
Knalltrauma 134
Kohärent 82
Kombinationston 53
Kontextinformation 95
Kontraktion 13
Korrelationskoeffizient 42, 75
Kreuzkorrelationsanalyse 131
Kreuzleistungsspektren 51, 82
Kutikularplatte 7

L
Lärmempfindlichkeit 136
Lärmschaden 130, 133
Lärmschwerhörigkeit 133
Lamina spiralis ossea 10
Latency-gram 64
Latenz 97, 107
— DPOAE 63
— TEOAE 87
Lidocain 129

M
Mangelgeburt 117
MdE 114
Meningitis 117
Menière 113
Meßapparatur 23
Meßbedingungen 68, 72, 90
Meßqualität 67
Mikrophonpotential 12

7. Stichwortverzeichnis

Mißbildungssyndrom 117
Mittelohr 3
Mittelohrschwerhörigkeit 18, 118, 124
Mittelung 36, 45, 59
MLRA 3
Monitoring 127, 138
Motilität 12
Myosinfilament 7

N
Nachweiswahrscheinlichkeit 110
Neugeborenenscreening 114
Nichtlinearität 53
Noise distribution 91
Nonlinear stimulus block 46

O
OAE 5, 13
OHC 6
Olivenkern 8
Olivocochleäres Bündel 19, 136
Ototoxisch 117, 133

P
Paukentreppe 7
Peak equivalent 40
Pegelhistogramm 92
Pegelschere 56, 63
Perilymphe 6
Pharmakologische Einflüsse 117, 133
Phase 63
Primärton 55

Q
Quasi-simultan 48

R
Reifung 116
Reissner-Membran 7
Reizartefakt 45, 77
Reizpegel 41, 50
Reizsequenz 45
Reject area 43
Reproduzierbarkeit 48, 75, 95
Resonanz 32, 40, 56
Restrauschen 82
Retrocochleär 124
Rhesusfaktor-Inkompatibilität 117
Risikofaktoren 117
Röteln 117
Rückkopplung 15

S
Saccus endolymphaticus 6
Scala media 7
— tympani 7
— vestibuli 7
Schädigungsvorgänge 129
Schalldruck 23, 78
Schalleitungsschwerhörigkeit 18, 118, 124
Schleifendiuretikum 133
Schneckengang 7
Schwebung 58
Screening 114
Screeninggerät 119
Sedierung 123
Seitenvergleich 112
SFOAE 17
Signalmittelung 36
Signal/Rausch-Abstand 80, 93
Signal/Rausch-Verhältnis 24, 37, 116
Signalverarbeitung 42, 54
SOAE 5, 15

— getriggerte (synchronisierte) 16, 51
Sonde 27
Sondenanpassung 31, 57
Sondenbohrung 28
Sondenpflege 28
Sound pressure level 40
Stabilität 42, 50
Stereozilien 7
Stimulus-Frequenz-Emissionen 17
Stimulus peak 40
Stochastisch-ergodische
  Konversion 119
Störgeräusch 24
— -pegel 69
Störsignalbefreiungsgewinn 44
Suppression 14
Synapse 11

T
Teilmittelwert 48
Tektorialmembran 7
TEOAE 17
— -Auswertung 69
— -Spektrum 51, 83
Tieftonhörverlust 104
Tieftonmaskierung 113
Tinnitus 128
Tip-links 10
Tonotopie 9
Tonpuls 40
Topodiagnostik 123
Transduktion
— mechano-elektrische 11
— elektro-mechanische 13
Transmitter 11
Trommelfell 5
TTS 13
Tuningkurve 12

Tympanogramm 119, 122

U
Überhören 20
Umgebungsgeräusch 23

V
Varianz 51, 75, 80
Varizellen 117
Verlaufskontrolle 129
Verstärker 33
Verzerrung 53
Verzerrungsprodukt 17, 97
Verzögerte Emissionen 18
Vesikel 11
Vigilanzeinfluß 99, 115
Vorhoftreppe 7
Vulnerabilität 133, 134

W
Wachstumsfunktion 62, 129
Wanderwelle 8
— retrograde 13
Wandler, D/A- bzw. A/D 26
Wandler, elektroakustisch 27, 57

Z
Zeitfenster 42
Zeitverlauf des Clickreizes 29
Zellmembran 6, 11
Zytomegalie 117
Zytoskelett 7